# EKG *pocket*

das Vademecum

**Autor**
Prof. Dr. med. Ralph Haberl
Medizinische Klinik und Poliklinik I
Klinikum Großhadern, Ludwig-Maximilians-Universität
Marchioninistr. 15, 81377 München
www.krankenhaus-pasing.de

**Redaktion:** Planung Dr. med. Susanne Kübert, Mitarbeit Carla Maute, Graphik Dipl. Des. (FH) Franka Krüger, Umschlagbild: Lucy Mikyna
**Herstellung:** Alexander Storck

**Wichtiger Hinweis**
Der Stand der medizinischen Wissenschaft ist durch Forschung und klinische Erfahrung ständig im Wandel. Autor und Verlag haben größte Mühe darauf verwandt, dass die Angaben in diesem Werk korrekt sind und dem derzeitigen Wissensstand entsprechen. Für die Angaben kann von Autor und Verlag jedoch keine Gewähr übernommen werden. Jeder Benutzer ist dazu aufgefordert, Angaben dieses Werkes gegebenenfalls zu überprüfen und in eigener Verantwortung am Patienten zu handeln.
Geschützte Warennamen (Warenzeichen) werden nicht besonders kenntlich gemacht. Aus dem Fehlen eines solchen Hinweises kann also nicht geschlossen werden, dass es sich um einen freien Handelsnamen handele.


Die Deutsche Bibliothek verzeichnet diese Publikation in der Deutschen Nationalbibliografie; detaillierte bibliografische Daten sind im Internet über <http://dnb.ddb.de> abrufbar.



**Nördliche Münchner Str. 28, 82031 Grünwald**
**www.media4u.com**

4. Auflage, Januar 2003, unveränderter Nachdruck Januar 2009
Druck: L.E.G.O. S.p.A., in Lavis (TN), Italien
ISBN: 978-3-89862-221-9
ISBN Sonderauflage: 978-3-89862-713-9

## Vorwort zur 4. Auflage

Es ist verführerisch, ein Lehrbuch zu kaufen, in dem alles drinsteht. Die Fülle führt dann häufig dazu, dass man – nach Lektüre eines solchen Buches – gar nichts mehr weiß. **EKG pocket** soll kein Lehrbuch der EKG-Diagnostik ersetzen. Es ist gedacht für Studenten, Ärzte im Praktikum und Ärzte aller Fachrichtungen, die häufige Befunde sicher erkennen wollen und ihr Auge auch für seltenere Befunde schärfen möchten. Anschauliche Beispiele und Graphiken sollen dabei helfen. Es wird kein Expertenwissen vermittelt, sondern der Stellenwert der EKG-Diagnostik in der breiten Medizin dargestellt. Wer den Inhalt dieses Buches beherrscht, ist für den Alltag gerüstet. Der Erfolg von **EKG pocket** in der nun schon 4. vorliegenden Auflage scheint dies zu bestätigen.
Wir würden uns freuen, wenn dieses EKG-Buch auch Ihre praktische Arbeit am Patienten erleichtert.

Meiner langjährigen Mitarbeiterin, Frau Regine Pulter, möchte ich an dieser Stelle für ihren wertvollen Beitrag danken.

R. Haberl München, im November 2002

**Alle EKG's in diesem Buch sind mit der Schreibgeschwindigkeit 25 mm/s geschrieben, mit * gekennzeichnete EKG´s sind mit 50 mm/s geschrieben.**

**Weitere Titel dieser Reihe:**

Anästhesie pocket (ab 2007)
Arzneimittel Infektionen pocket 2007-2008
Arzneimittel pocket 2007
Arzneimittel pocket plus 2007
Arzneimittel Therapie pocket 2007
Arzneimittel Pädiatrie pocket (ab 2007)
Arzneimittel Phytotherapie pocket
Arzneimittel Wirkungen pocket
Arzneimittel Manual
Anamnese und Untersuchung pocket
Chirurgische Notfälle pocket
Differenzialdiagnose pocket
EKG pocket
EKG Fälle pocket
GK3 Termini pocket
Heilpraktiker Kompaktwissen pocket
Homöopathie pocket
Homöopathie für Kinder pocket
Labormedizin pocket
Medizin Dolmetscher pocket (ab 2007)
Medizinisches Englisch pocket
Medizinisches Französisch pocket
Medizinisches Italienisch pocket
Medizinisches Spanisch pocket
Normalwerte pocket
Notaufnahme Innere Medizin pocket
Rettungsdienst pocket (ab 2007)
Wörterbuch Medizin pocket

**Börm Bruckmeier Verlag im Internet:**
www.media4u.com

# Inhalt


## 1. Grundlagen

1.1 Reizbildungs- und Leitungssystem 9

1.2 Beschreibung der EKG-Abschnitte 10

1.3 Ableitsysteme 11

1.4 Messmethodik 15

## 2. Das normale EKG

2.1 Charakteristika des normalen EKG 16

2.2 Lagetypen 18

2.3 Untersuchungsablauf 23

2.4 Pädiatrische EKG-Normalwerte 30

## 3. Herzhypertrophie

3.1 Hypertrophie des rechten Vorhofs 31

3.2 Hypertrophie des linken Vorhofs 33

3.3 Rechtsventrikuläre Hypertrophie 34

3.4 Linksventrikuläre Hypertrophie 38

## 4. Schenkelblock

4.1 Allgemeines 43

4.2 Linksanteriorer Hemiblock 48

4.3 Linksposteriorer Hemiblock 50

4.4 Inkompletter Linksschenkelblock 52

4.5 Kompletter Linksschenkelblock 53

4.6 Funktioneller Linksschenkelblock 58

4.7 Inkompletter Rechtsschenkelblock 60

4.8 Kompletter Rechtsschenkelblock 65

4.9 Bifaszikulärer Block 68

## 5. AV-Blockierungen

5.1 Allgemeines 73

5.2 AV-Block I. Grades 74

5.3 AV-Block II. Grades, Typ Wenckebach 78

5.4 AV-Block II. Grades, Typ Mobitz 80

5.5 AV-Block III. Grades 82

## 6. Myokardischämie

6.1 Ischämie bei Koronarstenosen 90

6.2 Herzinfarkt 96

6.3 Nichttransmuraler Vorderwandinfarkt 115

6.4 Ergometrie 118

## 7. Bradykarde Herzrhythmusstörungen

7.1 Ersatzrhythmen 125

7.2 AV-junktionale Rhythmen 128

7.3 Sinuatrialer Block 132

7.4 Reflektorische Bradykardien 135

7.5 Bradykardes Vorhofflimmern 143

7.6 Anti-bradykarde Herzschrittmacher 145

## 8. Tachykarde Herzrhythmusstörungen


8.1 Allgemeines 152

8.2 Sinustachykardie 153

8.3 Tachykardes Vorhofflimmern 156

8.4 Vorhofflattern 164

8.5 AV-Knoten-Tachykardie 169

8.6 WPW-Syndrom 175

8.7 Atriale Tachykardien 187

8.8 Sinusknotensyndrom 189

8.9 Supraventrikuläre Extrasystolie 190

8.10 Ventrikuläre Extrasystolie 192

8.11 Anhaltende Kammertachykardie 199

8.12 Kammerflimmern 208

8.13 Proarrhythmie 212

8.14 QT-Syndrom 220


## 9. Karditiden, Kardiomyopathie


9.1 Akute Perikarditis 223

9.2 Niedervoltage 227

9.3 Dilatative Kardiomyopathie 232

9.4 Hypertrophe Kardiomyopathie 233


## 10. Elektrolytstörungen, Medikamente


10.1 Hypokaliämie 238

10.2 Hyperkaliämie 238

10.3 Hyperkalzämie 239

10.4 Hypokalzämie 239

10.5 EKG-Veränderungen unter Digitalis 241

10.6 Betablocker, Kalziumantagonisten 245

## 11. Störeinflüsse und Artefakte

11.1 Verpolung, Elektrodenlokalisation 248
11.2 Weitere Störungen und Artefakte 253

## Index

Index 263

# 1. Grundlagen

## 1.1 Reizbildungs- und Leitungssystem

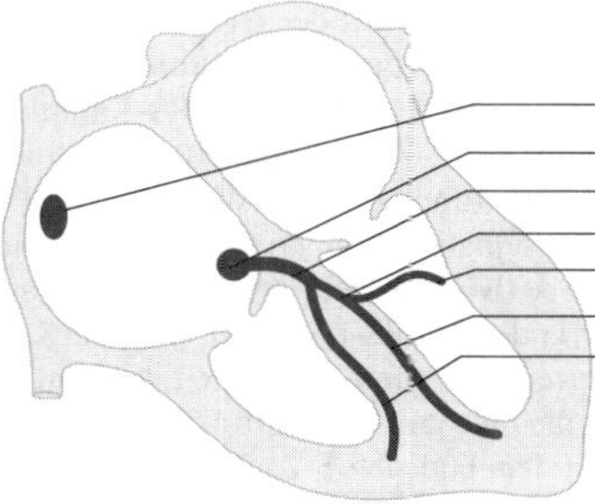


**Abb. 1** Erregungsleitungssystem des Herzens.

Der **Sinusknoten** ist das primäre Schrittmacherzentrum des Herzens. Es erzeugt einen regelmäßigen Reiz mit einer Frequenz von 60–80/min. Die Erregung wird dann über Vorhofleitungsbahnen an den **AV-Knoten** weitergeleitet. Der AV-Knoten leitet die Erregung verzögert weiter. Er kann bei Ausfall der Sinusknotenfunktion aber auch selbständig die Reizbildung übernehmen, mit einer Frequenz von 40–60/min. Die Herzerregung wird dann vom AV-Knoten über das **His-Bündel** auf rechten und linken **Tawara-Schenkel** geleitet. Der linke Tawara-Schenkel teilt sich relativ früh in einen anterioren (linksanterioren) und einen posterioren (linksposterioren) Schenkel auf.

## 1.2 Beschreibung der EKG-Abschnitte

Die Erregung des Sinusknotens bildet sich im EKG nicht ab. Die Erregung der Vorhöfe wird durch die **P-Welle** repräsentiert. Der Anfangsteil der P-Welle entspricht der Erregung des rechten Vorhofes, dann folgt die Erregung des linken Vorhofs. Die Erregungsrückbildung der Vorhöfe fällt in den **QRS-Komplex** und ist nicht sichtbar. Am Ende der P-Welle sind die Vorhöfe maximal erregt, es beginnt die Überleitung über den AV-Knoten und das His-Bündel. Die **Q-Zacke** signalisiert die Erregung des Septums, welche sich rasch durch Aktivierung des Purkinje-Systems auf die Kammern fortsetzt. Am Ende des QRS-Komplexes sind die Kammern vollständig elektrisch erregt. Die Umformungszeit des Ventrikels bedingt, dass erst jetzt die mechanische Kontraktion beginnt. Die **ST-Strecke** beginnt mit dem Ende der S-Zacke und ist im Normalfall isoelektrisch. Die **T-Welle** spiegelt die Repolarisation der Kammern wider. Die Bedeutung der **U-Welle** ist unklar.

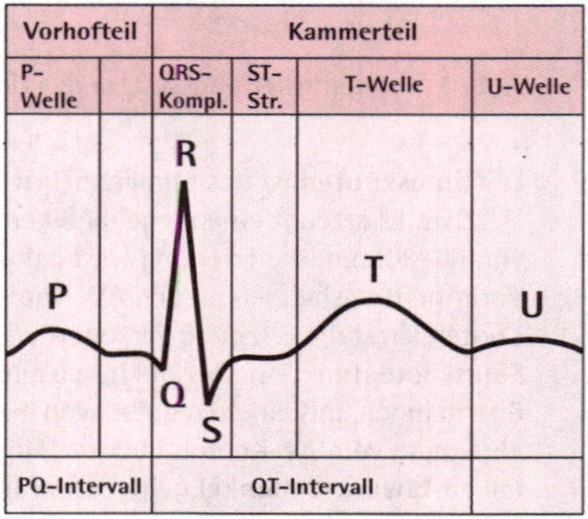


**Abb. 2** Nomenklatur des normalen EKG.

## 1.3 Ableitsysteme

**Das Standard-EKG umfasst folgende Ableitungen:**

**1. Extremitätenableitungen nach Einthoven (I, II, III)**
Es handelt sich um bipolare Ableitungen mit positivem Ausschlag, wenn sich die Erregung auf die mit + gekennzeichnete Elektrode zubewegt.

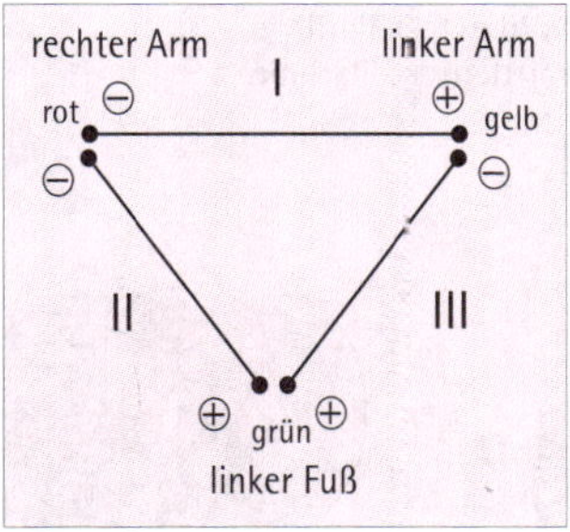


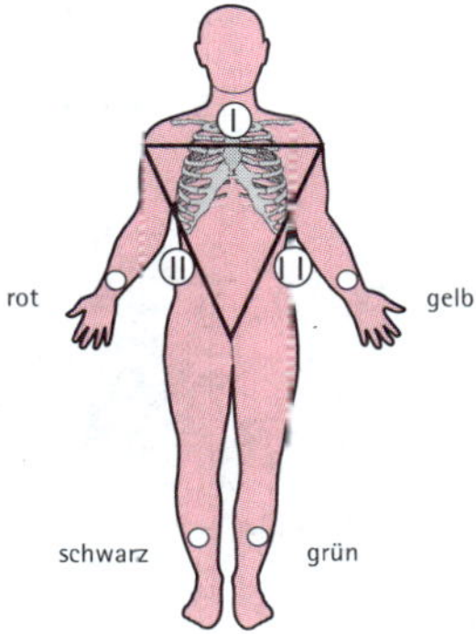


**Abb. 3** Das Einthovensche Dreieck der Extremitätenableitungen.
**Abb. 4** Elektrodenanlage bei den Extremitätenableitungen.

**2. Brustwandableitungen nach Wilson ($V_1$ - $V_6$)**

Hier handelt es sich um unipolare Ableitungen zu einem konstruierten Nullpunkt in Thoraxmitte. Die Ableitstellen sind genau definiert:

| | |
|---|---|
| $V_1$ | 4. ICR rechts parasternal |
| $V_2$ | 4. ICR links parasternal |
| $V_3$ | zwischen $V_2$ und $V_4$ |
| $V_4$ | 5. ICR links medioklavikular |
| $V_5$ | 5. ICR links in vorderer Axillarlinie |
| $V_6$ | 5. ICR links in mittlerer Axillarlinie |

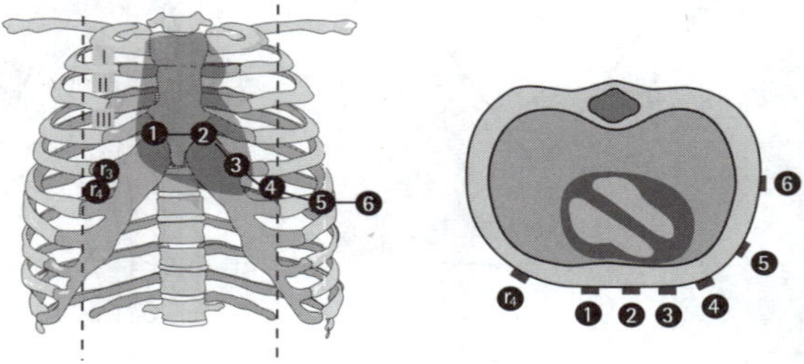


**Abb. 5** Anlage der unipolaren Brustwandableitungen nach Wilson (links) und Zuordnung der Elektroden zum Herzen im Querschnitt (rechts).

**Cave**
Zu hohe Ableitung (z.B. im 2. ICR) führt zu R-Reduktion über der Vorderwand und damit zum Bild des alten Vorderwandinfarkts.

Bei Verdacht auf rechtsventrikulären Infarkt empfiehlt sich die Ableitung $V_{4r}$ spiegelbildlich zu $V_4$ auf der rechten Thoraxseite.

**3. Ableitungen nach Goldberger (aVR, aVL, aVF)**
Die Ableitungen nach Goldberger werden durch Verschaltung der Extremitätenableitungen gewonnen und weisen dadurch höhere Amplituden auf (a steht für „augmented").

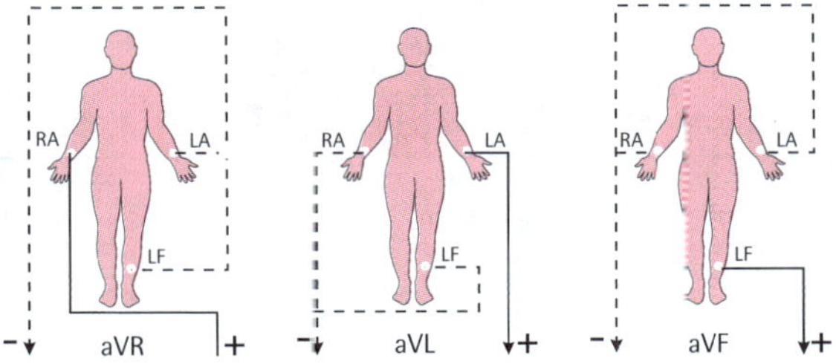


**Abb. 6** Unipolare Ableitungen nach Goldberger.

**Lokalisationsdiagnostik**

Besonders bei der Infarktdiagnostik ist die Lokalisation pathologischer Vorgänge aus den EKG-Ableitungen bedeutsam. Die Richtlinien sind in folgender Tabelle zusammengefasst.

| Infarktlokalisation | | | | | | | | | | | |
|---|---|---|---|---|---|---|---|---|---|---|---|
| | I | II | III | aVL | aVF | $rV_4$ | $V_2$ | $V_3$ | $V_4$ | $V_5$ | $V_6$ |
| VW-Spitze | + | | | + | | | + | + | + | | |
| anteroseptal | | | | | | | + | + | | | |
| anterolateral | + | | | + | | | | | | + | + |
| posterolateral | | | + | | + | | | | | + | + |
| Hinterwand | | + | + | | + | | | | | | |
| rechtsventrikulär | | | + | | + | + | (+) | | | | |

**Abb. 7** Infarktlokalisation.

## 1.4 Messmethodik

Das Standard-EKG liegt üblicherweise in der **Schreibgeschwindigkeit** 50 mm/s und der Verstärkung 1 mV/cm vor. 1 cm Papiervorschub entspricht somit 200 ms = 0,2 s. Die EKG's dieses Buchs sind i.a. in der Schreibgeschwindigkeit 25 mm/s geschrieben, mit * gekennzeichnete mit 50 mm/s.

Die **Herzkammerfrequenz** wird nach folgender Formel berechnet:

$$\text{Herzfrequenz} = \frac{60}{\text{RR-Abstand [s]}}$$

**Abb. 8** Berechnung der Herzkammerfrequenz.

# 2. Das normale EKG

## 2.1 Charakteristika des normalen EKG

Ein erst einmal als pathologisch erkanntes EKG ist die halbe Diagnose! Die **normalen Zeitintervalle** sind in **Abb. 9** dargestellt

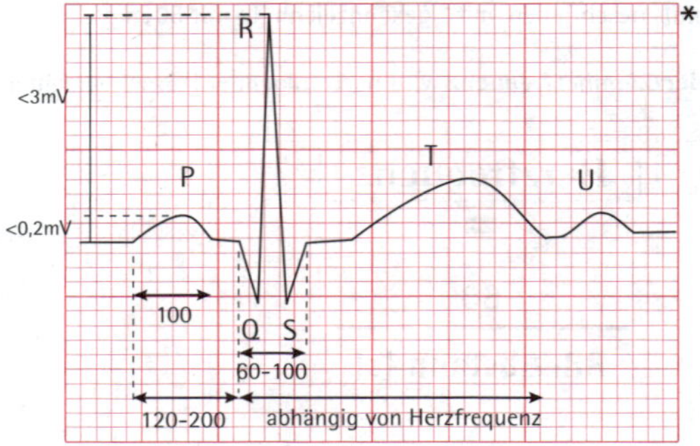


**Abb. 9** Normalwerte des EKG. Maximale Dauer der P-Welle 100 ms, der PQ-Zeit 200 ms, des QRS-Komplexes 100 ms.

Für alle EKG-Intervalle gilt, dass sie in der Ableitung mit der größten Abweichung gemessen werden sollten.
Die P-Welle und der QRS-Komplex dürfen maximal 100 ms, die PQ-Strecke 200 ms betragen. Die QT-Zeit ist frequenzabhängig. Eine Verlängerung, ob als angeborenes QT-Syndrom oder sekundär durch Medikamenteneinnahme (s. S. 220), prädisponiert zu bedrohlichen Herzrhythmusstörungen.

**Abb. 10** zeigt die Normalwerte inkl. unterer und oberer Grenzwerte für die QT-Zeit in Abhängigkeit von der Herzfrequenz. Ist die QRS-Dauer verlängert, spricht man von Schenkelblock, bei Verlängerung der PQ-Zeit von AV-Blockierung I. Grades.

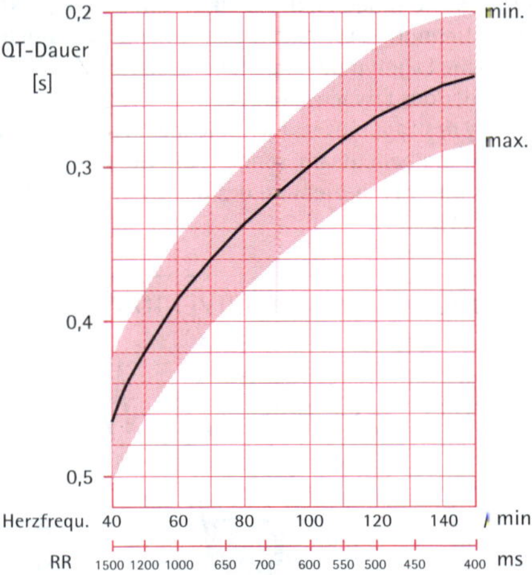


**Bazett-Formel:**
(n = 0,40 – 0,44)

$$QT_c = \frac{QT\,[s]}{\sqrt{RR\,[s]}}$$

**Abb. 10** Frequenzabhängigkeit der QT-Zeit (Mittelwert und Toleranzbereich). RR = Abstand zweier QRS-Komplexe in s.

## 2.2 Lagetypen

Der Lagetyp spiegelt die elektrische Herzachse während der Maximalerregung des QRS-Komplexes wider. Der Lagetyp wird aus den Extremitätenableitungen I, II und III bestimmt. Ein praktisches Schema zur Bestimmung des Lagetyps ist in **Abb. 12** dargelegt. Der physiologische Lagetyp des Jugendlichen ist ein Steil- bis Indifferenztyp, der des Erwachsenen ein Indifferenz- bis Linkstyp. Zur Bestimmung des Lagetyps ist nicht die maximale Amplitude der jeweiligen Ableitung bedeutsam, sondern die Gesamtfläche des QRS-Komplexes unter Einbeziehung des positiven und negativen Anteils (s. **Abb. 11**).

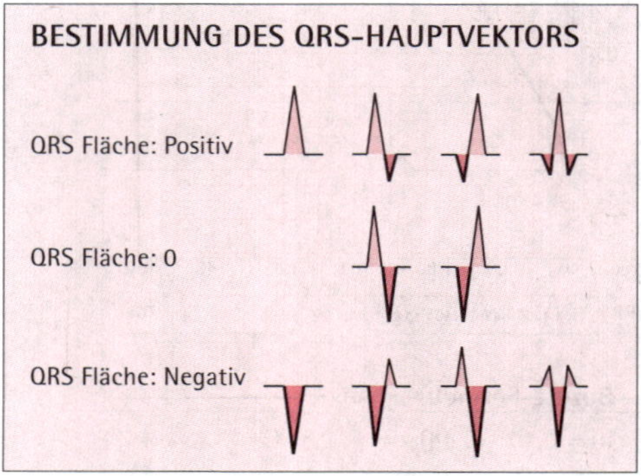


**Abb. 11** Lagetypen: Bestimmung des QRS-Hauptvektors. Hierzu findet das Flächenintegral des QRS-Komplexes Verwendung.

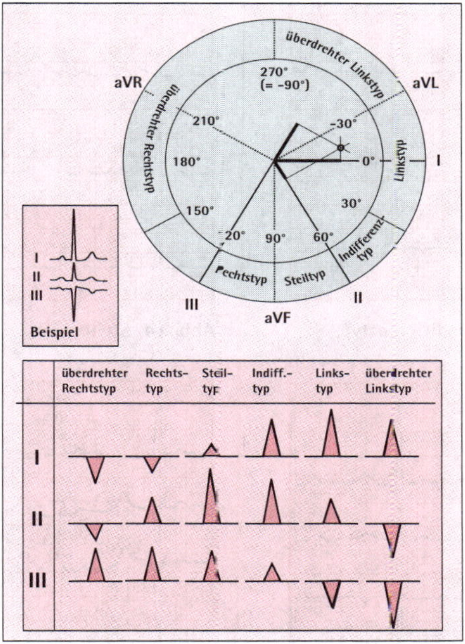


**Abb. 12** Cabrerakreis und schematische Darstellung der Lagetypen. **Beispiel**: Die QRS-Hauptvektoren werden auf die Ableitungsachsen aufgetragen. Die Lote durch die Endpunkte ergeben einen Schnittpunkt, der den Lagetyp definiert.

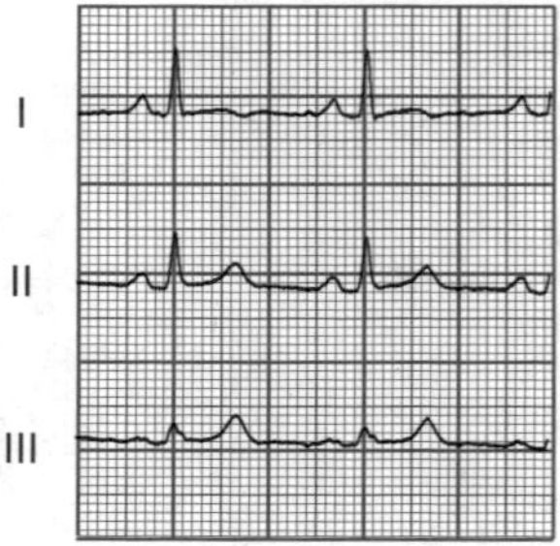


**Abb. 13** Indifferenztyp.

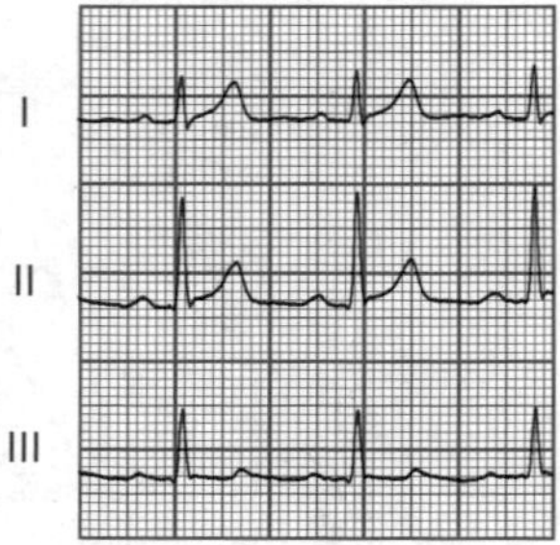


**Abb. 14** Steiltyp.

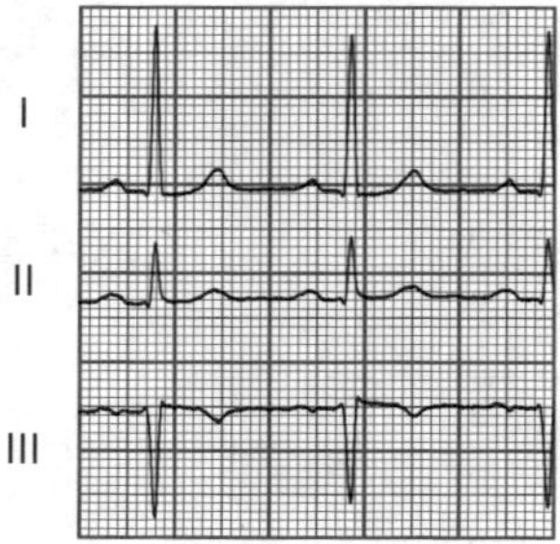


**Abb. 15** Linkstyp.

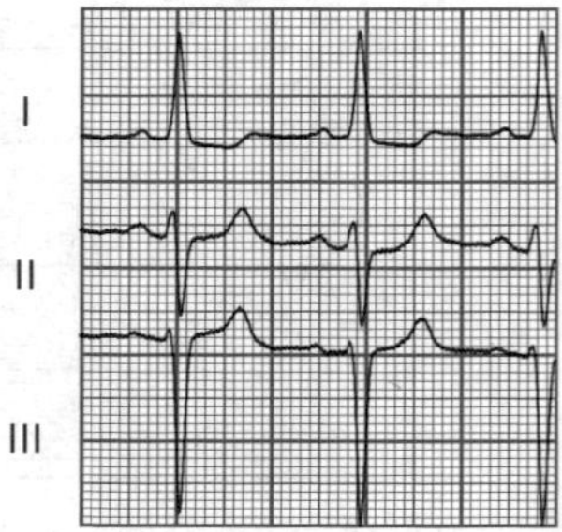


**Abb. 16** Überdr. Linkstyp.

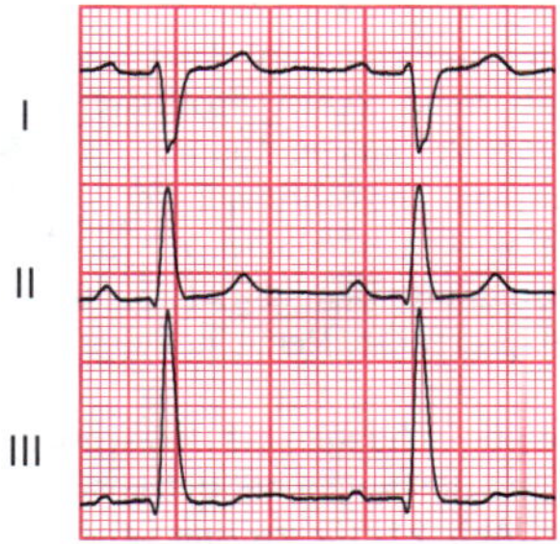


**Abb. 17** Rechtstyp.

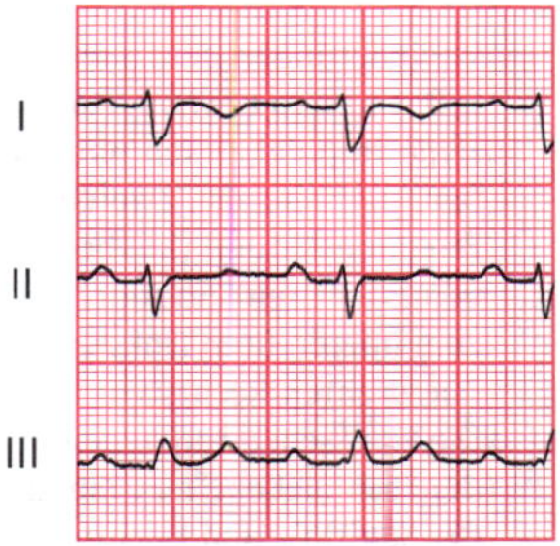


**Abb. 18** Überdr. Rechtstyp.

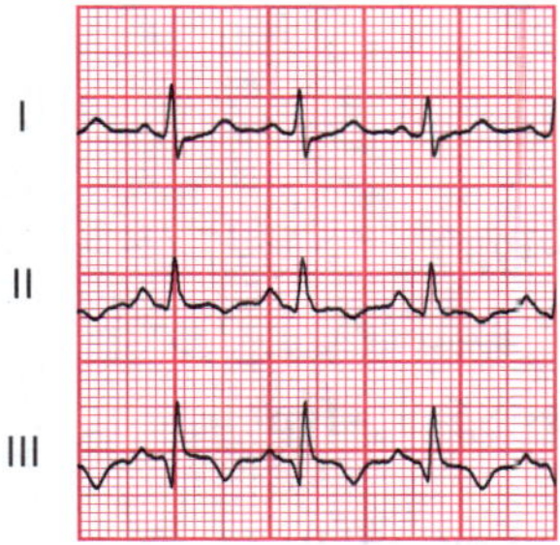


**Abb. 19** $S_I Q_{III}$-Typ.

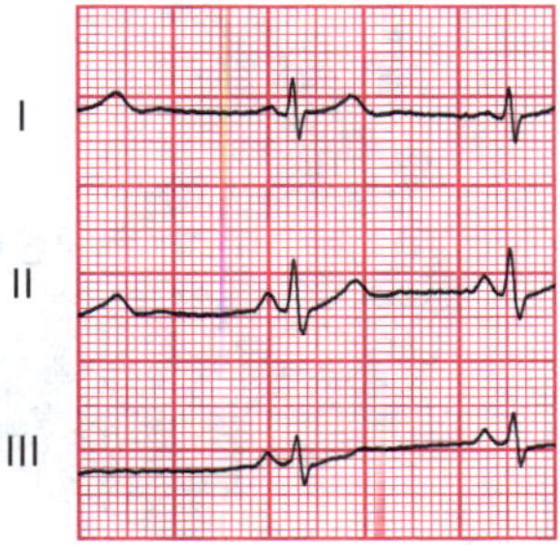


**Abb. 20** $S_I S_{II} S_{III}$-Typ oder Sagittaltyp.

Veränderungen des Lagetyps können durch die Muskelmasse (z.B. Linkstyp bei Hypertonie, Rechtstyp bei rechtsventrikulärer Hypertrophie), durch Änderungen der Herzlage im Thorax (z.B. Trichterbrust, Zwerchfellhochstand) und Störungen der Erregungsleitung (z.B. bei Schenkelblöcken, Hemiblöcken, s. S. 43) verursacht sein. So führt ein linksanteriorer Hemiblock (s. S. 48) zum überdrehten Linkstyp, ein linksposteriorer Hemiblock zum überdrehten Rechtstyp.
Die klassischen Lagetypen drücken Abweichungen der Herzachse in der Frontalebene aus. Kippungen und Drehungen des Herzens in der Sagittal- und Horizontalebene (**Abb. 21**) führen zum $S_IQ_{III}$-Typ oder dem $S_IS_{II}S_{III}$-Typ (Sagittaltyp). Diese beiden Lagetypen können Ausdruck einer Rechtsherzbelastung sein.

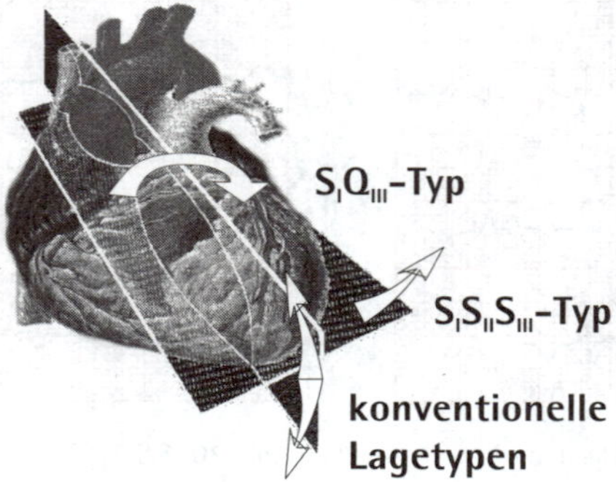


**Abb. 21** Elektrische Herzachse und Lagetypen.

## 2.3 Untersuchungsablauf

Bei der Betrachtung und Interpretation eines EKG hat es sich bewährt, immer eine bestimmte Reihenfolge einzuhalten und die folgenden Kennzeichen des EKG nacheinander zu betrachten. Einige der beschriebenen Schritte sind erst mit genaueren Kenntnissen über spezielle EKG-Bilder nachzuvollziehen. Sie wurden - um dennoch einen Überblick über den gesamten Untersuchungsablauf zu vermitteln - miteinbezogen. Nun die Reihenfolge dieser EKG-Auswertung:

**1. Rhythmus**
Die Regelmäßigkeit des Rhythmus wird anhand der **RR-Intervalle** betrachtet. Eine **Tachykardie** liegt bei einer Herzfrequenz von > 90/min vor. Von **Bradykardie** spricht man bei einer Frequenz von < 50/min. Sinusrhythmus ist gekennzeichnet durch regelmäßig erkennbare, positive **P-Wellen** in I - III.

**2. AV-Überleitung**
Bei einer normalen AV-Überleitung beträgt die Zeit vom Beginn der P-Welle zum Beginn des QRS-Komplex < 200 ms. Die **PQ-Zeit** ist also < 0,2 s. Andernfalls liegt ein AV-Block vor.

**3. Lagetyp**
Die Bestimmung des Lagetyps wird, wie bereits beschrieben, anhand des Schemas **Abb. 12** vorgenommen.

**4. QRS-Komplex**
Der normale QRS-Komplex hat eine Dauer ≤ 100 ms. Beträgt der QRS-Komplex > 100 ms, so liegt ein Schenkelblock vor. Über den Brustwandableitungen nimmt von $V_1$ nach $V_6$ die R-Amplitude stetig zu (sog. R-Progression) und die Amplitude der S-Zacke

fortlaufend ab. In $V_5$ und $V_6$ kann die R-Amplitude durch weitere Entfernung von der Thoraxwand wieder abnehmen. Außerdem wird bei der Betrachtung des QRS-Komplexes auf signifikante Q-Zacken und auf Zeichen der Herzhypertrophie geachtet.

**5. ST-Strecke**
Die ST-Strecke ist im Normalfall isoelektrisch. Lediglich in $V_2$ und $V_3$ darf eine geringfügige ST-Hebung bis 0,2 mV auftreten. Bei Myokardischämien kann es beispielsweise zu Veränderungen der ST-Strecke kommen.

**6. T-Welle**
Die T-Welle ist in den Ableitungen I – III und $V_1$ – $V_6$ durchgehend positiv. Eine T-Negativierung in einer Brustwandableitung ist immer pathologisch. Ausnahme: die T-Welle in $V_1$ und III darf angedeutet negativ sein.

**7. QT-Dauer**
Abschließend wird die QT-Dauer gemessen. Sie gibt, insbesondere nach Ermittlung der frequenzunabhängigen QTc-Zeit, Hinweise auf Prädisposition zu Herzrhythmusstörungen.

**8. Verdachtsdiagnose**
Am Ende einer EKG-Auswertung sollte – unter Berücksichtigung des klinischen Bildes des Patienten – die Formulierung einer Verdachtsdiagnose stehen.
In der folgenden Abbildung ist ein entsprechender **EKG-Auswertungsbogen** dargestellt. Diesen Auswertungsbogen finden sie auch im Anhang dieses Buchs oder im Internet unter **www.media4u.com**. Sie können ihn dann per Vergrößerungskopie oder Download für Ihre eigenen EKG-Auswertungen verwenden.

## EKG-Auswertung

| | |
|---|---|
| **Patient** | Initialen ☐ ☐ Geburtstag (Tag Monat Jahr) Geschlecht W M |
| | klin. Hauptdiagnose: |
| | Antiarrhythmika: Digitalis ○ |
| **RR-Intervalle** | regelmäßig J N |
| **Frequenz** | / min Tachykardie (> 90/min) ○ Bradykardie (< 50/min) ○ |
| **P-Welle** | positiv in I, II, III (Sinusrhythmus) J N |
| | regelmäßig, gefolgt von QRS J N — absolute Arrhythmie (Vorhofflimmern) ○ |
| | "Sägezahn" (Vorhofflattern) ○ |
| **PQ-Zeit** | 0,12 – 0,20 s J N — kürzer, < 0,12 s ○ länger, >0,2 s (AV-Block) ○ |
| **Lagetyp** | altersgerecht J N — S -Typ ○ Sagitalltyp (S S S -Typ) ○ |
| | überdr. Rechtstyp ○ Rechtstyp ○ überdr. Linkstyp ○ |
| | Steiltyp ○ Indifferenztyp ○ Linkstyp ○ |
| **QRS-Komplex** | QRS-Dauer normal < 0,1 s J N — inkompletter Schenkelblock (0,10 – 0,12 s) ○ |
| | kompletter Schenkelblock (> 0,12 s) ○ |
| | OUP in V verspätet (> 0,03 s) ⟶ RSB ○ |
| | OUP in V verspätet (>0,05 s) ⟶ LSB ○ |
| **R-Progression** | in V – V normal J N — mangelnde R-Progression in ○ V ○ V ○ V ○ V ○ V ○ V |
| **Q-Zacke** | signifikant pathologisch, in J N — ○ V ○ V ○ V ○ V ○ V ○ V ○ II ○ III ○ aVF |
| **Hypertrophiezeichen** | J N — S + R > 3,5 mV (Sokolow li.) ○ R + S > 1,05 mV (Sokolow re.) ○ |
| **ST-Strecke** | isoelektrisch J N — ST-Hebung in ○ V ○ V ○ V ○ V ○ V ○ V ○ I ○ II ○ III ○ aVR ○ aVL ○ aVF |
| | ST-Senkung in ○ V ○ V ○ V ○ V ○ V ○ V ○ I ○ II ○ III ○ aVR ○ aVL ○ aVF |
| | aszend. ○ horizont. ○ deszend. ○ muldenförmig ○ |
| **T-Welle** | positiv in I – III, V –V J N — T-Negativierung gleichsch. ○ präterminal ○ terminal ○ |
| **QT-Dauer** | QT normal (0,40–0,44) J N QT-Dauer: . frequenzkorrigierte QT-Dauer (CT ) . nach Bazett: $\frac{QT\ (s)}{\sqrt{RR\ (s)}}$ |
| **Beurteilung (EKG-Diagnose)** | |
| | normal ○ fraglich pathologisch ○ pathologisch ○ n. ICD 10 |
| | Unterschrift Datum (Tag Monat Jahr) |

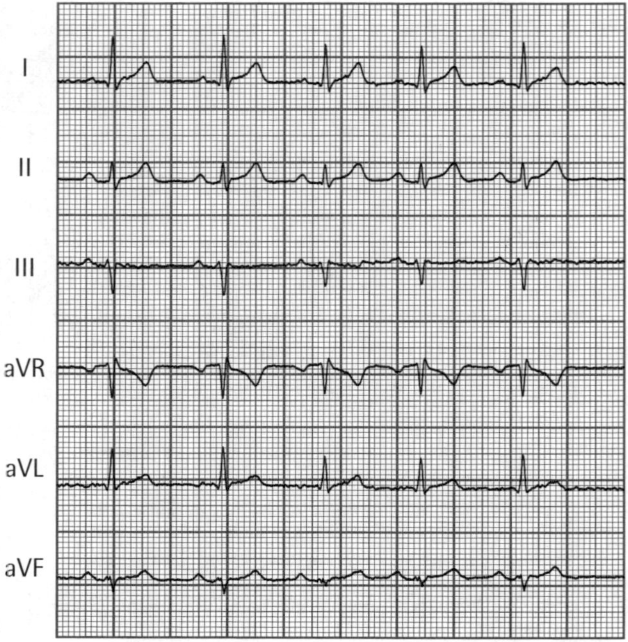


**Abb. 22** Normales EKG: Sinusrhythmus, PQ-Zeit < 0,2 s, QRS-Dauer < 0,1 s, Linkstyp. Über der Vorderwand normale

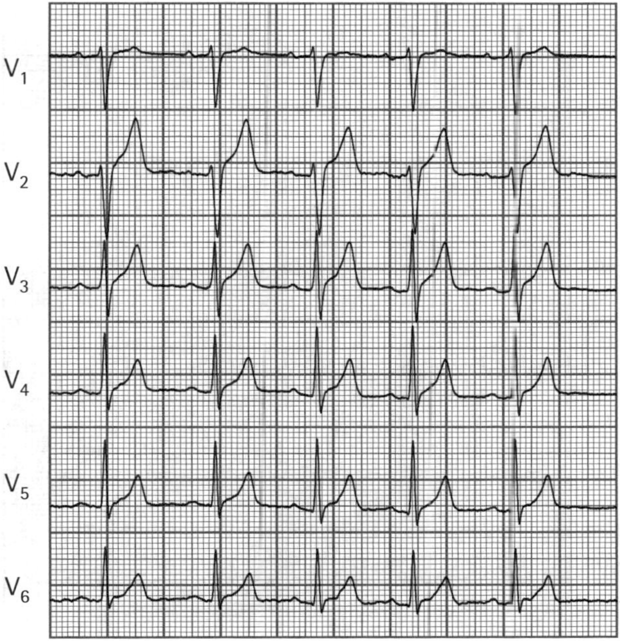


R-Progression, ST-Abgang isoelektrisch ($V_2$ bis 0,2 mV normal), T-Welle in allen Brustwandableitungen positiv.

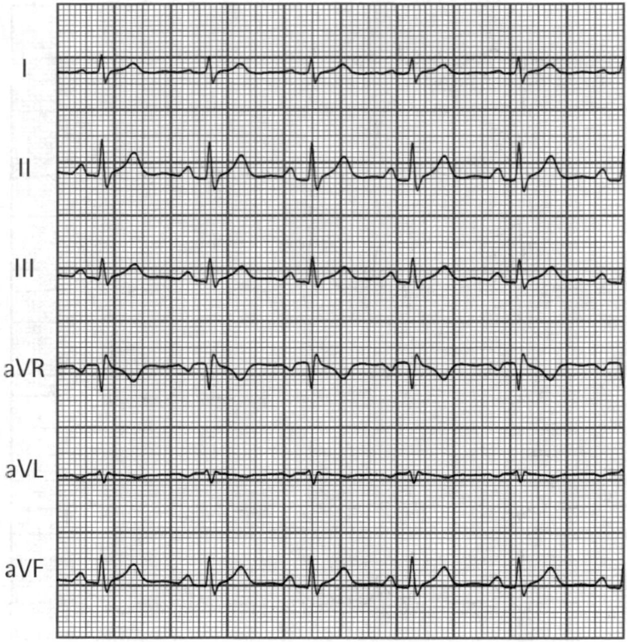


**Abb. 23** Normales EKG. Steiltyp, im übrigen wie **Abb. 22**.

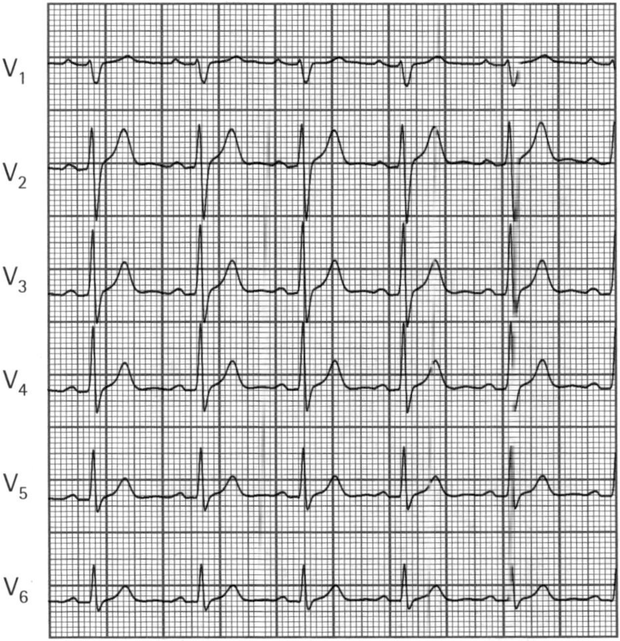
V1
V2
V3
V4
V5
V6

## 2.4 Pädiatrische EKG-Normalwerte

| Alter | Herz-frequenz ($min^{-1}$) | QRS-Achse (Lagetyp) | PQ-Zeit (s) | QRS-Dauer (s) | R in $V_1$ (mm) | S in $V_1$ (mm) | R in $V_6$ (mm) | S in $V_6$ (mm) |
|---|---|---|---|---|---|---|---|---|
| 1 Wo. | 90–160 | 60°–180° | 0,08–0,15 | 0,03–0,08 | 5–26 | 0–23 | 0–12 | 0–10 |
| 2–3 Wo. | 100–180 | 45°–160° | 0,08–0,15 | 0,03–0,08 | 3–21 | 0–16 | 2–16 | 0–10 |
| 4–8 Wo. | 120–180 | 30°–135° | 0,08–0,15 | 0,03–0,08 | 3–18 | 0–15 | 5–21 | 0–10 |
| 3–5 Mo. | 105–185 | 0°–135° | 0,08–0,15 | 0,03–0,08 | 3–20 | 0–15 | 6–22 | 0–10 |
| 6–12 Mo. | 110–170 | 0°–135° | 0,07–0,16 | 0,03–0,08 | 2–20 | 0,5–20 | 6–23 | 0–7 |
| 2 J. | 90–165 | 0°–110° | 0,08–0,16 | 0,03–0,08 | 2–18 | 0,5–21 | 6–23 | 0–7 |
| 3–4 J. | 70–140 | 0°–110° | 0,09–0,17 | 0,04–0,08 | 1–18 | 0,5–21 | 4–24 | 0–5 |
| 5–7 J. | 65–140 | 0°–110° | 0,09–0,17 | 0,04–0,08 | 0,5–14 | 0,5–24 | 4–26 | 0–4 |
| 8–11 J. | 60–130 | -15°–110° | 0,09–0,17 | 0,04–0,09 | 0–14 | 0,5–25 | 4–25 | 0–4 |
| 12–15 J. | 65–130 | -15°–110° | 0,09–0,18 | 0,04–0,09 | 0–14 | 0,5–21 | 4–25 | 0–4 |
| > 16 J. | 50–120 | -15°–110° | 0,12–0,20 | 0,05–0,10 | 0–14 | 0,5–23 | 4–21 | 0–4 |

# 3. Herzhypertrophie

## 3.1 Hypertrophie des rechten Vorhofs

**P-dextrokardiale (P-pulmonale)**

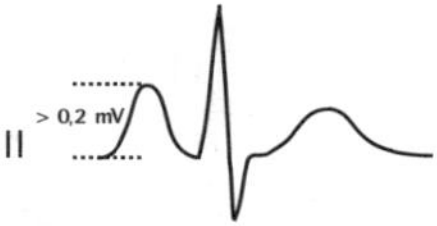


Überhöhte, spitze P-Welle > 0,2 mV, vor allem in II, III und aVF erkennbar als Zeichen der Hypertrophie des rechten Vorhofs. Die PQ-Zeit ist nicht wesentlich verlängert, häufig mit Zeichen der rechtsventrikulären Hypertrophie und rechtsbetontem Lagetyp (Steiltyp, Rechtstyp, $S_I Q_{III}$-Typ, Sagittaltyp).

**Ätiologie**

Hinweis auf Volumen- oder Druckbelastung des rechten Vorhofs, z.B. bei Trikuspidalinsuffizienz, Vorhofseptumdefekt, pulmonaler Hypertonie.

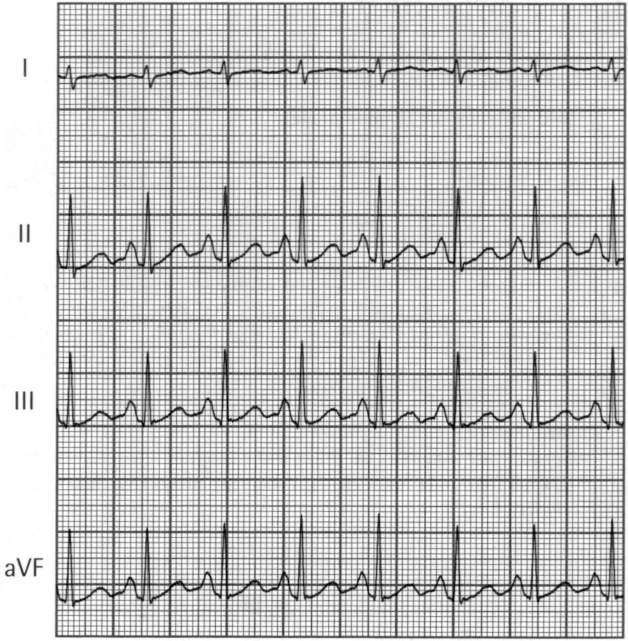


**Abb. 24** P-pulmonale. Die Amplitude der P-Welle in II und III beträgt > 0,2 mV, die P-Wellendauer ist normal (< 0,1 s).

## 3.2 Hypertrophie des linken Vorhofs

### P-sinistrokardiale (P-mitrale)

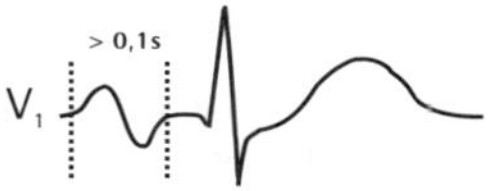


Verbreiterung der P-Welle > 0,1 s, vor allem in I, II, $V_1$ – $V_3$ als Zeichen der Hypertrophie des linken Vorhofs.
In $V_1$ häufig **biphasisches P** mit betontem negativen Anteil, häufig mit Zeichen der linksventrikulären Hypertrophie.

### Ursachen

Hinweis auf Druck- oder Volumenbelastung des linken Vorhofs, z.B. bei Mitralstenose, Mitralinsuffizienz.

## 3.3 Rechtsventrikuläre Hypertrophie

**Definition**

Zunahme der Muskelmasse des rechten Ventrikels als Antwort auf chronische Volumen- oder Druckbelastung.

**EKG**

Als gebräuchlichster EKG-Index für eine Herzhypertrophie gilt der Sokolow-Index. Bei rechtsventrikulärer Hypertrophie ist der Sokolow-Index $R_{V2} + S_{V5} > 1{,}05$ mV.
Weitere Kriterien sind in **Abb. 25** aufgeführt.
Häufig begleitet von Erregungsrückbildungsstörungen $V_1$ - $V_3$, rechtsbetontem Lagetyp (Steiltyp, Rechtstyp, $S_I Q_{III}$-Typ, Sagittaltyp) und P-pulmonale.

**Ursachen**

Ausdruck der Volumen- oder Druckbelastung des rechten Ventrikels (**Abb. 26**).

## Rechtsherz-Hypertrophie

Signifikante Kriterien:

| | |
|---|---|
| - R in $V_1$ | > 0,7 mV |
| - R in $V_2$ + S in $V_5$ (Sokolow-Lyon) | > 1,05 mV |
| - R/S-Quotient in $V_1$ | > 1 |
| - R/S-Quotient in $V_5$ oder $V_6$ | < 1 |

Nebenkriterien:

- $S_I$-$Q_{III}$ -Typ, Sagittal-Typ
- Rechtstyp - überdrehter Rechtstyp
- Verlagerung der Umschlagszone nach rechts
- Rechtsschenkelblock

**Abb. 25** Kriterien der Rechtsherzhypertrophie.

## Rechtsherzbelastung

**EKG-Merkmale:**

- P dextrokardiale
- rechtsbetonter Lagetyp (Steiltyp, Rechtstyp, überdrehter Rechtstyp, $S_I$ -$Q_{III}$ - Typ, Sagittaltyp)
- Rechtsventrikuläre Hypertrophie
- (inkompletter) Rechtsschenkelblock

**Vorkommen:**

- Corpulmonale
- Pulmonalstenose
- großerLinks → Rechtsshunt (Volumenbelastung)
- Eisenmenger-Syndrom (Druckbelastung)
- Lungenembolie

**Abb. 26** EKG-Merkmale, Vorkommen der Rechtsherzbelastung.

I
II
III
aVR
aVL
aVF

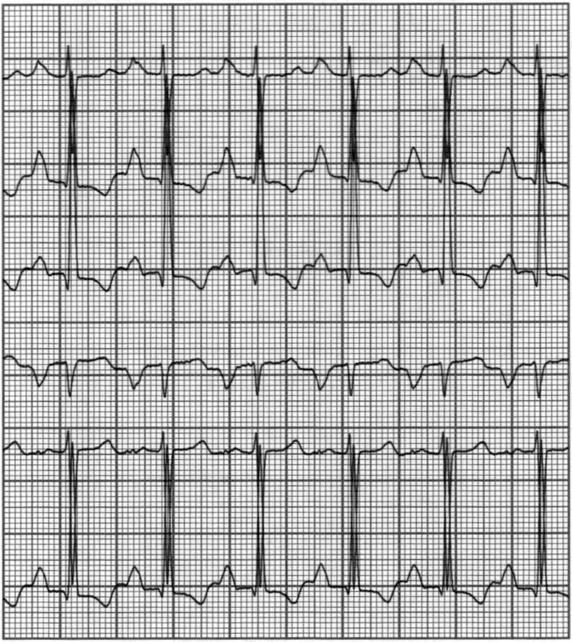

**Abb. 27** Rechtsventrikuläre Hypertrophie. Der Sokolow-Index für Rechtshypertrophie ($R_{V2} + S_{V5}$ > 1,05 mV) ist pathologisch.

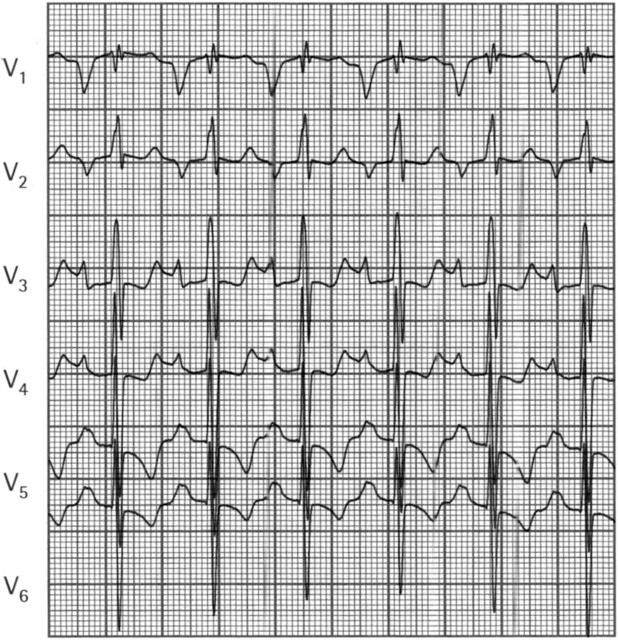
V1
V2
V3
V4
V5
V6

## 3.4 Linksventrikuläre Hypertrophie

### Definition

Zunahme der Muskelmasse des linken Ventrikels als Antwort auf chronische Druck- oder Volumenbelastung (Hypertonie, Aortenstenose).

### EKG

Als gebräuchlichster EKG-Index für eine Herzhypertrophie gilt der Sokolow-Index. Bei linksventrikulärer Hypertrophie ist der Sokolow-Index $S_{V2} + R_{V5} > 3{,}5$ mV. Weitere Kriterien s. **Abb. 30**. Bei gleichzeitigem Linksschenkelblock sind die genannten Kriterien nicht verwertbar.

### Ursachen

Hinweis auf linksventrikuläre Belastung s. **Abb. 31**.

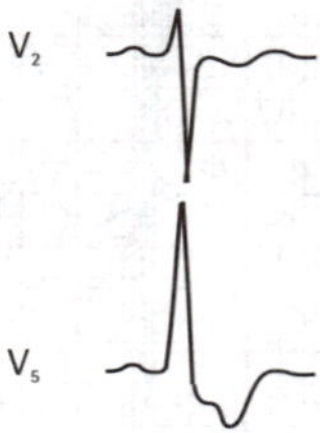


**Abb. 28** Linksventrikuläre Belastung.

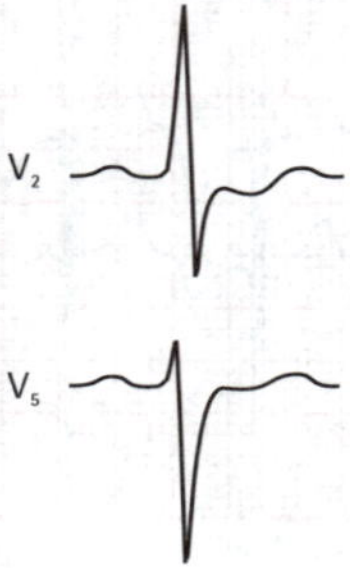


**Abb. 29** Rechtsventrikuläre Belastung.

**Linksherz-Hypertrophie**

Signifikante Kriterien:

| | |
|---|---|
| - R in I | > 1,6 mV |
| - R in I + S in III (Gubner u. Ungerleider) | > 2,5 mV |
| - R in $V_4$, $V_5$ oder $V_6$ | > 2,6 mV |
| - R in $V_5$ oder $V_6$ + S in $V_1$ oder $V_2$ (Sokolow-Lyon) | > 3,5 mV |

Nebenkriterien:

- QRS > 80 ms
- QRS-T-Diskordanz linkspräkordial
- Linkstyp - überdrehter Linkstyp
- verminderte R-Progression in $V_1$ - $V_3$

**Abb. 30** Kriterien der Linksherzhypertrophie

**Linksherzbelastung**

**EKG-Merkmale:**

- P sinistrokardiale
- Linkstyp, überdrehter Linkstyp
- (inkompletter) Linksschenkelblock, Hemiblock (LAH, LPH)
- Linksventrikuläre Hypertrophie

**Vorkommen:**

- Hypertonie
- Aortenstenose
- hypertrophe (obstruktive) Kardiomyopathie

**Abb. 31** EKG-Merkmale und Vorkommen der Linksherzbelastung.

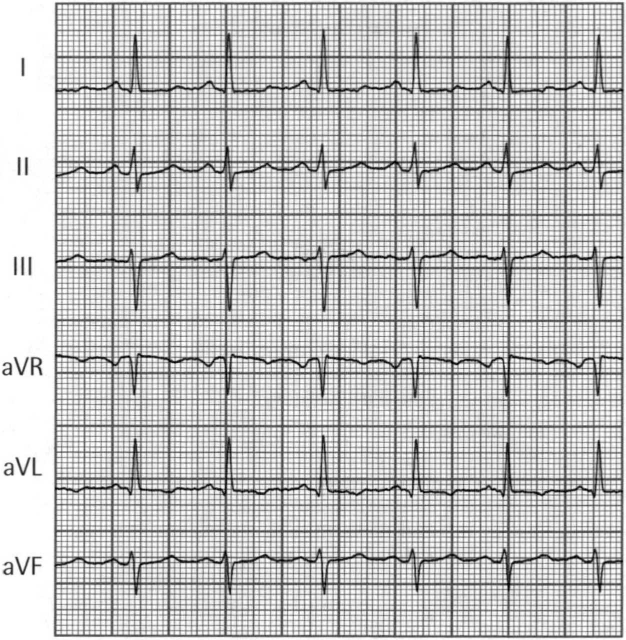


**Abb. 32** Der Sokolow-Index für Linksherzbelastung ($S_{V2} + R_{V5}$) beträgt > 3,5 mV, es besteht ein Linkstyp an der Grenze zur Überdrehung, häufiger findet sich eine verminderte R-Progression.

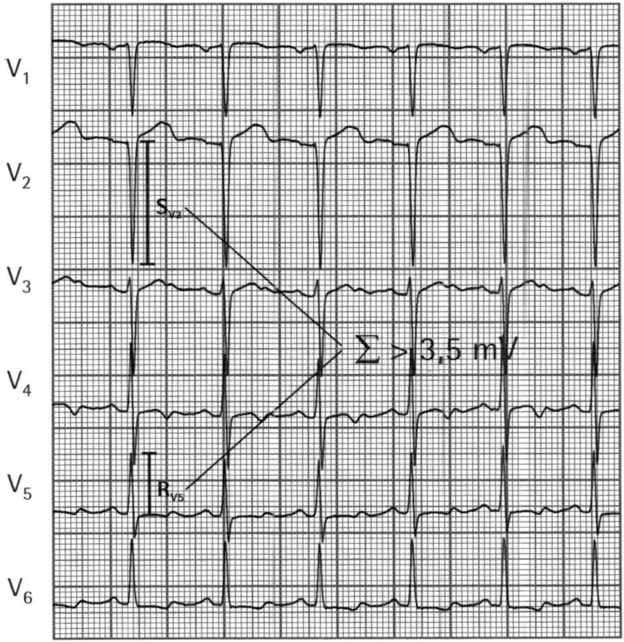
V1
V2
V3
V4
V5
V6
SV2
RV5
Σ > 3,5 mV

# 4. Schenkelblock

## 4.1 Allgemeines

### Definition
Erregungsleitungsstörung im His-Bündel oder in einem der Tawara-Schenkel.

### Anatomie

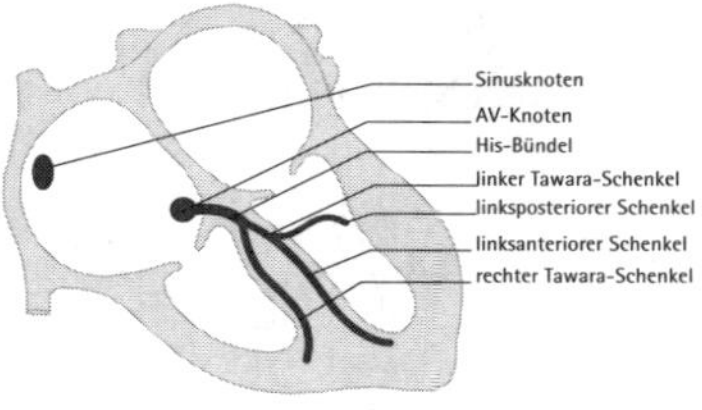


**Abb. 33** Reizbildungs- und Leitungssystem.

### Formen
Inkompletter oder kompletter Schenkelblock.
Rechtsschenkel-, Linksschenkel-, linksanteriorer oder linksposteriorer Hemiblock, funktioneller Schenkelblock, bifaszikulärer Block, trifaszikulärer Block.

### EKG
Verbreiterung des QRS-Komplexes > 0,12 s beim kompletten Schenkelblock. Bei QRS-Dauer > 0,10 und < 0,12 s spricht man von einem inkompletten Schenkelblock.

Zur Entscheidung, ob ein Rechts- oder Linksschenkelblock vorliegt, wird der **obere Umschlagspunkt (OUP)** herangezogen. Dieser ist definiert als der Punkt der letzten Negativitätsbewegung im QRS-Komplex (**Abb. 34**). Der obere Umschlagspunkt ist verzögert in $V_1$ bei Rechtsschenkelblock, in $V_6$ bei Linksschenkelblock und in beiden Ableitungen beim Aborisationsblock (selten, nur bei sehr schwerer Herzerkrankung) (**Abb. 35**).

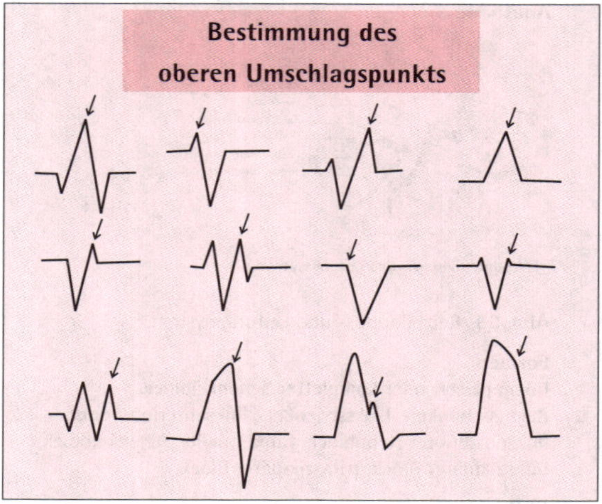


**Abb. 34** Bestimmung des oberen Umschlagspunkts definiert als Punkt der terminalen Negativitätsbewegung im QRS-Komplex (Pfeile).

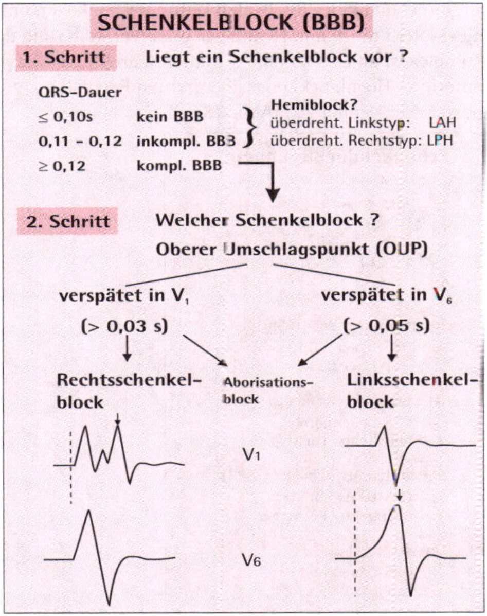


**Abb. 35** Stufenschema zur Diagnose von Schenkelblöcken. Ein kompletter Schenkelblock liegt vor bei Verbreiterung des QRS-Komplexes > 0,12 s. Die Art des Schenkelblocks (Rechts- oder Linksschenkelblock) wird aus der Ableitung mit Verzögerung des oberen Umschlagspunkts bestimmt.

Die Unterbrechung eines der beiden Leitungsschenkel im linken Purkinje-System führt zum Hemiblock ohne Verbreiterung des QRS-Komplexes: Im EKG kommt es zum überdrehten Linkstyp (linksanteriorer Hemiblock) oder überdrehten Rechtstyp (linksposteriorer Hemiblock) **(Abb. 36)**

**Schenkelblockierungen**

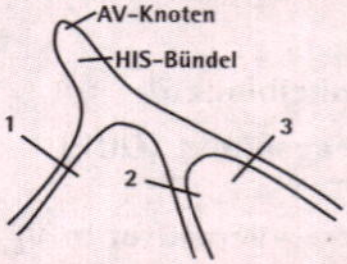


| | |
|---|---|
| 1. | Rechtsschenkelblock (RSB) |
| | QRS-Dauer > 0,12 s<br>$OUP_{V_1}$ > 0,03 s |
| 2. | linksanteriorer Hemiblock (LAH) |
| | QRS-Dauer normal<br>überdrehter Linkstyp |
| 3. | linksposteriorer Hemiblock (LPH) |
| | QRS-Dauer normal<br>überdrehter Rechtstyp |
| 2+3 | Linksschenkelblock |
| | QRS-Dauer > 0,12 s<br>$OUP_{V_6}$ > 0,05 s |
| 1+2<br>1+3 | bifaszikulärer Block |
| | RSB + → überdr. Linkstyp<br>→ überdr. Rechtstyp |

**Abb. 36** Lokalisation der Leitungsunterbrechung bei Schenkelblock.

**Ursachen**

Die Ursachen von Schenkelblöcken sind in folgender Abbildung (**Abb. 37**) zusammengefasst:

| URSACHEN FÜR | |
|---|---|
| **Linksschenkelblock** | **Rechtsschenkelblock** |
| Hypertonie<br>dilatative CMP | Vitien mit Rechtsbelastung<br>(M. Fallot, ASD etc.)<br>Cor pulmonale<br>akute Lungenembolie |
| Myokardinfarkt<br>Myokarditis | Myokardinfarkt<br>Myokarditis |

**Abb. 37** Ursachen für Schenkelblockierungen.

## 4.2 Linksanteriorer Hemiblock

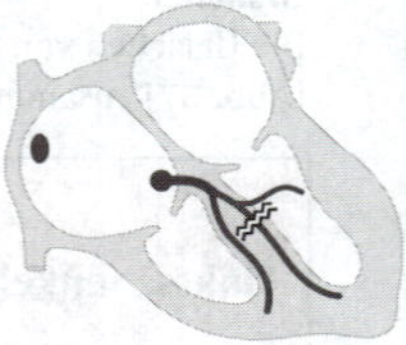

Linksanteriorer Hemiblock

**Definition**
Leitungsunterbrechung des anterioren Faszikels des linken Tawara-Schenkels.

**EKG**
Keine Verbreiterung des QRS-Komplexes, jedoch überdrehter Linkstyp. Die Diagnose ist wahrscheinlich bei einer Linksüberdrehung mit einem Winkel von – 40° bis – 60°.

**Vorkommen**
Häufiger Befund, auch bei sonst Herzgesunden.

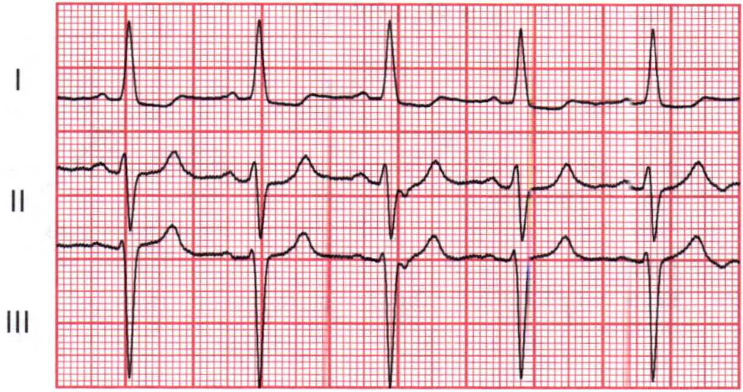


**Abb. 38** Linksanteriorer Hemiblock. Es besteht ein überdrehter Linkstyp, die QRS-Dauer ist normal.

## 4.3 Linksposteriorer Hemiblock

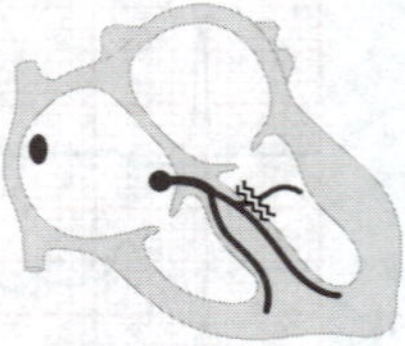

Linksposteriorer Hemiblock

**Definition**
Leitungsunterbrechung des posterioren Faszikels des linken Tawara-Schenkels.

**EKG**
Keine Verbreiterung des QRS-Komplexes, aber überdrehter Rechtstyp.

**Cave**
Die Diagnose sollte nicht gestellt werden bei gleichzeitiger Rechtsherzbelastung, Lungenemphysem und Posterolateralinfarkt.

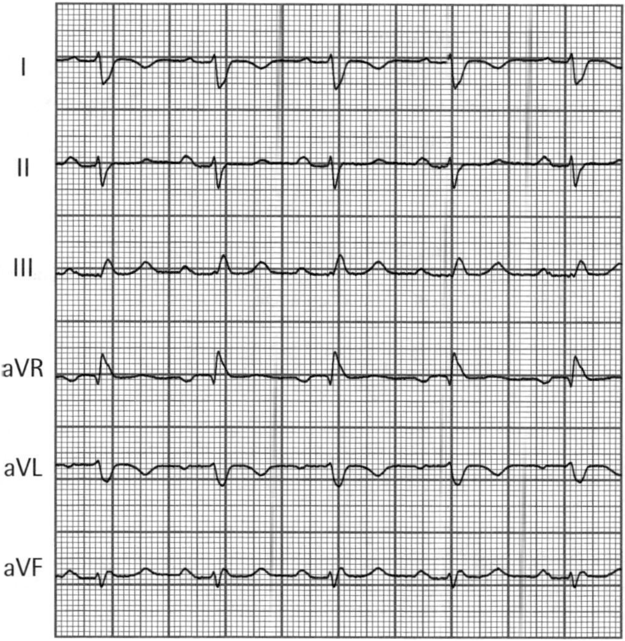


**Abb. 39** Linksposteriorer Hemiblock. Es besteht ein überdrehter Rechtstyp, die QRS-Dauer ist normal.

## 4.4 Inkompletter Linksschenkelblock

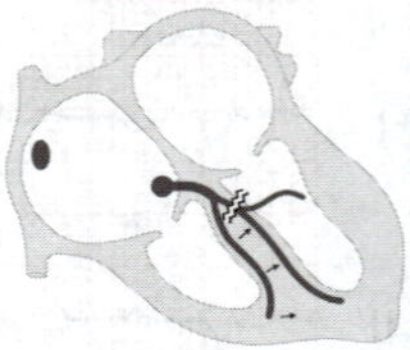

Linksschenkelblock

**Definition**
Inkomplette Leitungsunterbrechung des linken Tawara-Schenkels.

**EKG**
Verbreiterung des QRS-Komplexes > 0,10 s, jedoch < 0,12 s. Blockbedingte Reduktion der R-Amplitude über der Vorderwand, welche Ischämiediagnostik behindert.

## 4.5 Kompletter Linksschenkelblock

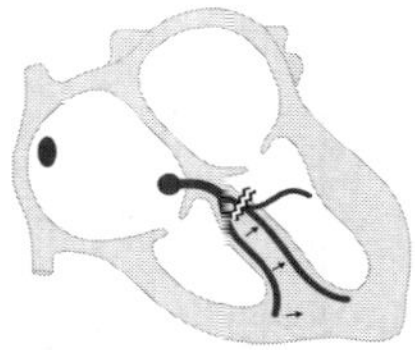

Linksschenkelblock

### Definition

Komplette Leitungsunterbrechung im Hauptstamm des linken Tawara-Schenkels.

### EKG

Verbreiterung des QRS-Komplexes $\geq$ 0,12 s und Verzögerung des oberen Umschlagspunkts in $V_6$ > 0,05 s. Wesentliches Kennzeichen ist ein häufig kompletter **R-Verlust** über der Vorderwand, der nicht als Zeichen eines abgelaufenen Vorderwandinfarkts interpretiert werden darf! Weitere Zeichen sind blockbedingte Erregungsrückbildungsstörungen linkspräkordial und ST-Streckenhebungen.

### Cave

Ein Linksschenkelblock macht Ischämiediagnostik aus dem EKG unmöglich (akuter Herzinfarkt, instabile Angina pectoris. Ausnahme: unmittelbarer Vergleich mit einem Vor-EKG möglich). Auch ST-Streckenveränderungen bei einer Ergometrie sind bei Linksschenkelblock nicht verwertbar.

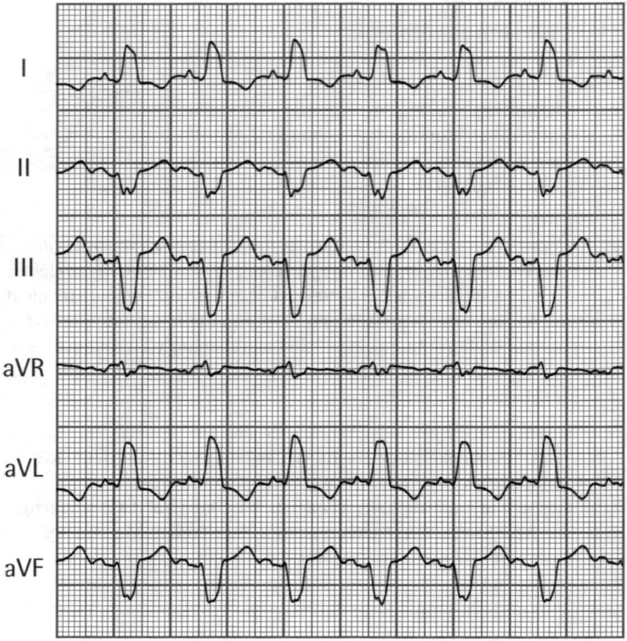


**Abb. 40** Kompletter Linksschenkelblock. Die QRS-Dauer beträgt > 0,12 s. Der obere Umschlagspunkt ist in $V_6$ verzögert.

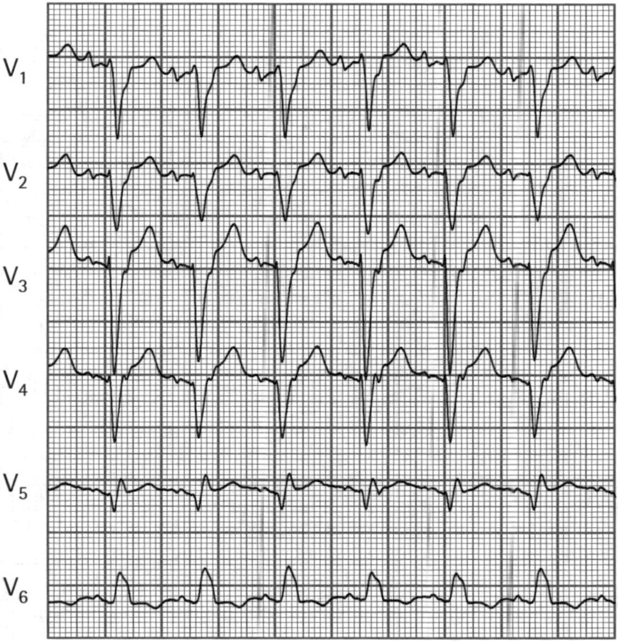


Typischerweise bestehen ein R-Verlust über der Vorderwand und blockbedingte Erregungsrückbildungsstörungen.

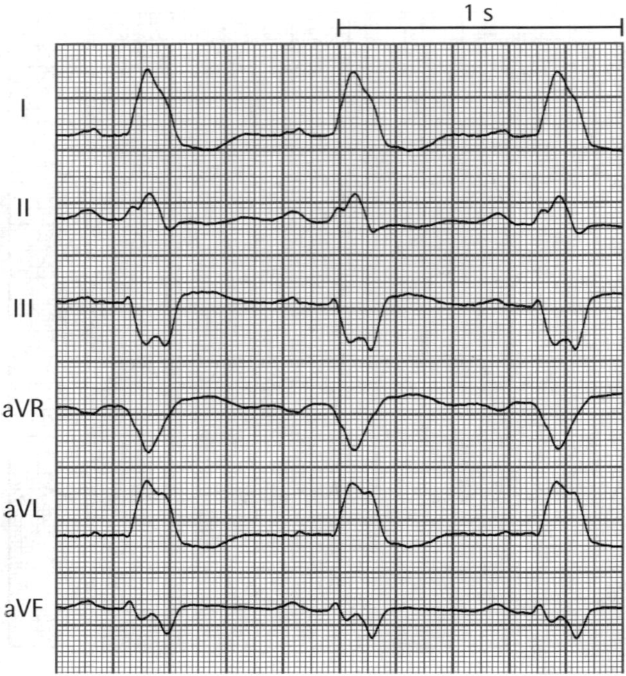


**Abb. 41** Kompletter Linksschenkelblock. Die QRS-Dauer beträgt > 0,12 s, der obere Umschlagspunkt ist in $V_6$ verzögert, über der

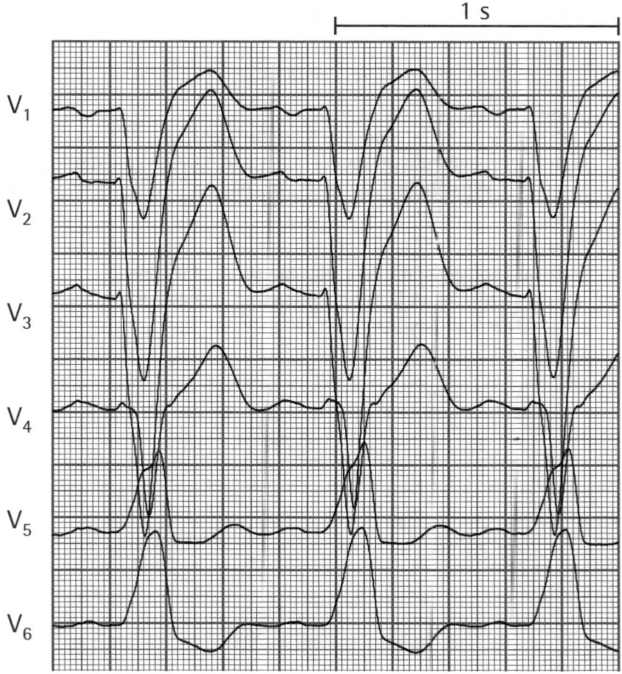


Vorderwand bestehen ein R-Verlust und blockbedingte Erregungs-rückbildungsstörungen. **Achtung**: Schreibung in 50 mm/s.

## 4.6 Funktioneller Linksschenkelblock

**Definition**

Intermittierendes Auftreten eines Linksschenkelblocks.

**EKG**

Bei Sinusrhythmus kommt es intermittierend zum Bild des Linksschenkelblocks, gekennzeichnet durch QRS-Verbreiterung > 0,12 s, Verspätung des oberen Umschlagspunkts $V_6$ und R-Verlust über der Vorderwand.

**Ursachen**

Am häufigsten ist der frequenzabhängige funktionelle Linksschenkelblock (z.B. bei Ergometrie), jedoch besteht auch eine Assoziation zur koronaren Herzkrankheit.

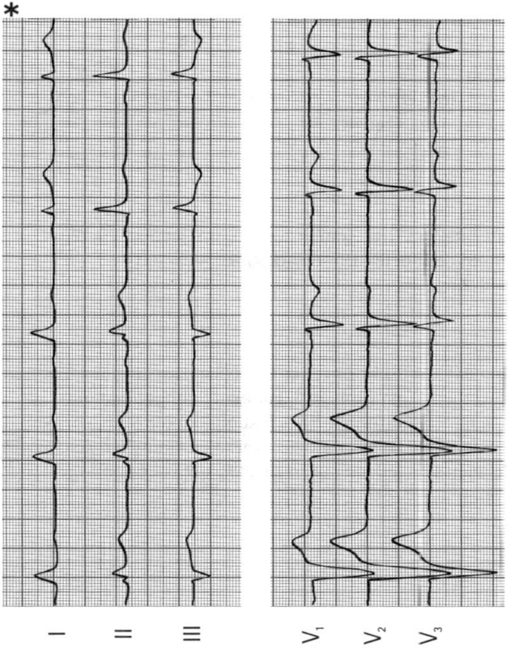


**Abb. 42** Funktioneller Linksschenkelblock. Die ersten beiden Schläge des EKG weisen linksschenkelblockartige Deformierung auf, die drei weiteren Schläge weisen keine Leitungsblockierung auf. Während Linksschenkelblock besteht ein R-Verlust über der Vorderwand.

## 4.7 Inkompletter Rechtsschenkelblock

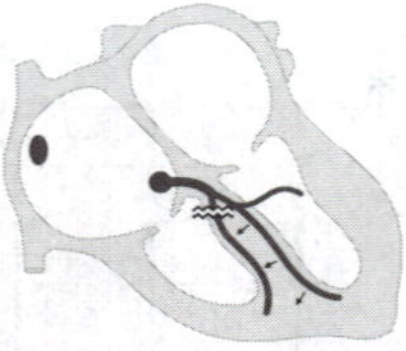
Rechtsschenkelblock

**Definition**
Unvollständige Leitungsunterbrechung des rechten Tawara-Schenkels.

**EKG**
Verbreiterung des QRS-Komplexes > 0,10 s, jedoch < 0,12 s.
Verspätung des oberen Umschlagspunkts $V_1$ > 0,03 s,
häufig R'-Zacke in $V_1$.

**Ursachen**
Bei Jugendlichen als Normvariante möglich, sonst Hinweis auf Rechtsherzbelastung (**Abb. 43**). Für akute **Lungenembolie** sprechen das Neuauftreten eines inkompletten Rechtsschenkelblocks, $S_IQ_{III}$-Typ, Tachykardie bei typischen klinischen Zeichen. Die EKG-Zeichen sind jedoch nur in ca. 20% der Fälle von Lungenembolie vorhanden.

## Rechtsherzbelastung

**EKG-Merkmale:**

- P dextrokardiale
- rechtsbetonter Lagetyp (Steiltyp, Rechtstyp, überdrehter Rechtstyp, $S_I$-$Q_{III}$-Typ, Sagittaltyp)
- Rechtsventrikuläre Hypertrophie
- (inkompletter) Rechtsschenkelblock

**Vorkommen:**

- Corpulmonale
- Pulmonalstenose
- großerLinks → Rechtsshunt (Volumenbelastung)
- Eisenmenger-Syndrom (Druckbelastung)
- Lungenembolie

**Abb. 43** Rechtsherzbelastung.

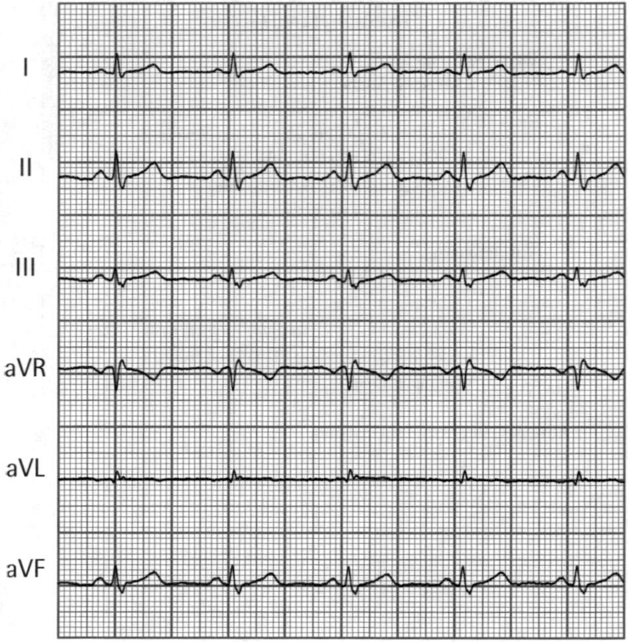


**Abb. 44** Inkompletter Rechtsschenkelblock. Die QRS-Dauer ist auf 0,11 s verbreitert und es besteht ein rSr'-Komplex in $V_1$.

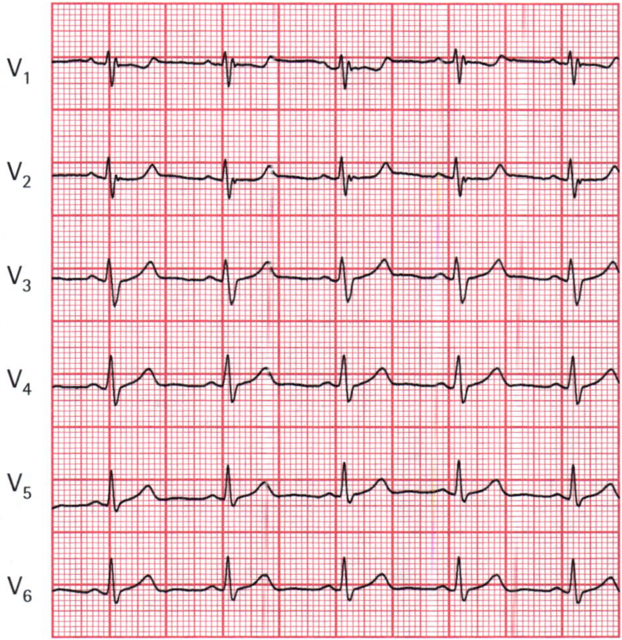
V1
V2
V3
V4
V5
V6

# 4.8 Kompletter Rechtsschenkelblock

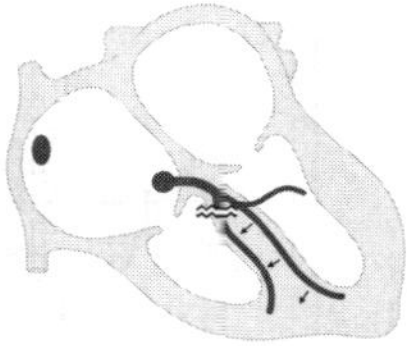

Rechtsschenkelblock

**Definition**

Vollständige Leitungsunterbrechung des rechten Tawara-Schenkels.

**EKG**

Verbreiterung des QRS-Komplexes > 0,12 s und Verspätung des oberen Umschlagspunkts in $V_1$ > 0,03 s. Häufig liegen ein RSR'-Komplex in $V_1$ vor und blockbedingte Erregungsrückbildungsstörungen $V_1 - V_3$.

Cave: Im Gegensatz zum Linksschenkelblock sind ST-Hebungen als akute Infarktzeichen bei einem Rechtsschenkelblock verwertbar.

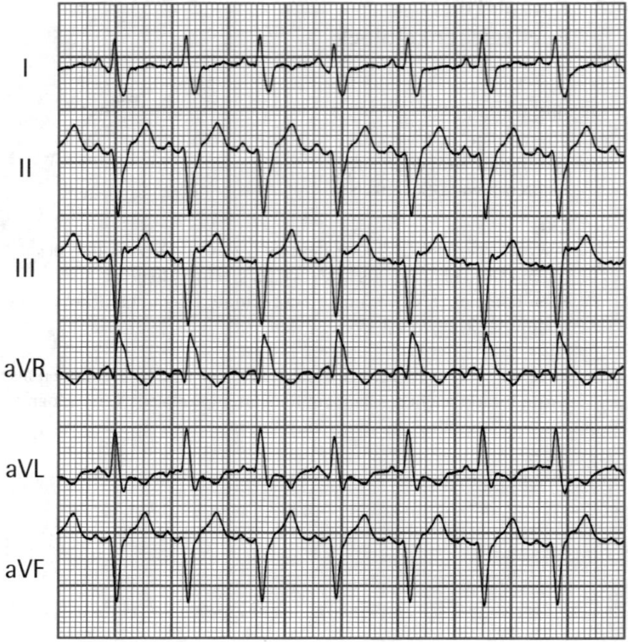


**Abb. 45** Kompletter Rechtsschenkelblock. Die QRS-Dauer ist auf > 0,12 s verbreitert. Der obere Umschlagspunkt ist in $V_1$ verzögert

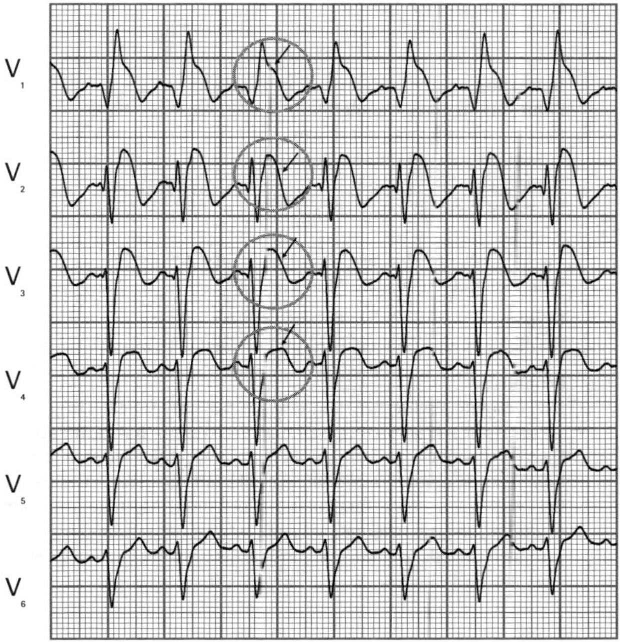


u. es bestehen blockbedingte Erregungsrückbildungsstrg. $V_1 - V_3$.
(Pfeile: durch einen akuten Herzinfarkt bedingt.)

## 4.9 Bifaszikulärer Block

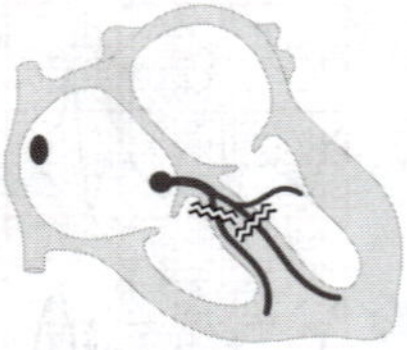

Bifaszikulärer Block
(hier Rechts- u. linksanteriorer Schenkelblock)

**Definition**
Kombination eines kompletten Rechtsschenkelblocks mit einem linksanterioren oder linkspost. Hemiblock.
(s. **Abb. 46**).

Die EKG-Zeichen sind nicht beweisend, machen einen bifaszikulären Block aber wahrscheinlich.

**Ursache**
Häufig liegt eine schwere kardiale Grunderkrankung vor.

**Prognose**
Eine besonders schlechte Prognose hat der klassische Rechtsschenkelblock (RSB + LPH), weil der verbleibende linksanteriore Faszikel besonders anfällig ist. Ebenfalls schlechte Prognose hat die Kombination eines bifaszikulären Blocks mit AV-Block I. Grades. Bei Progression zum trifaszikulären Block droht Asystolie, trotzdem ist durch Schrittmacherimplantation infolge der schweren kardialen Grunderkrankung die Prognose meist nicht zu bessern.

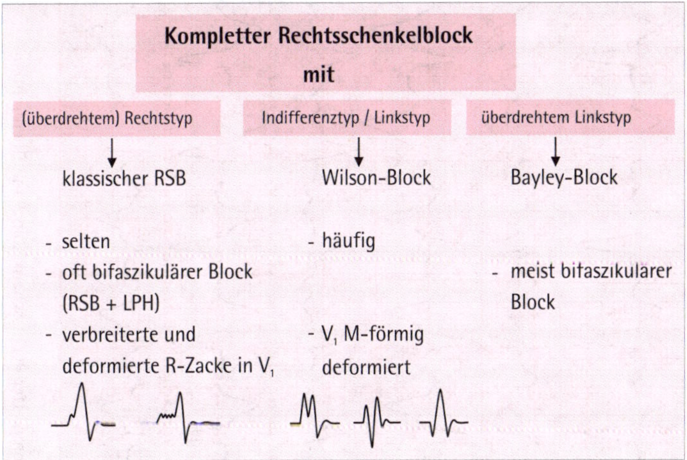


**Abb. 40** Differenzierung des Rechtsschenkelblocks. Bei typischem Rechtsschenkelblock mit überdrehtem Lagetyp besteht der Verdacht auf einen bifaszikulären Block.

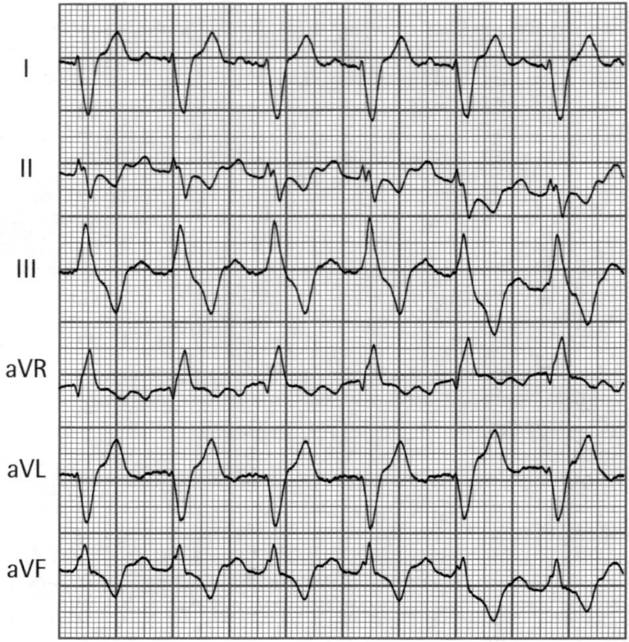


**Abb. 47** Kompletter Rechtsschenkelblock mit überdrehtem Rechtstyp, somit Verdacht auf bifaszikulären Block mit

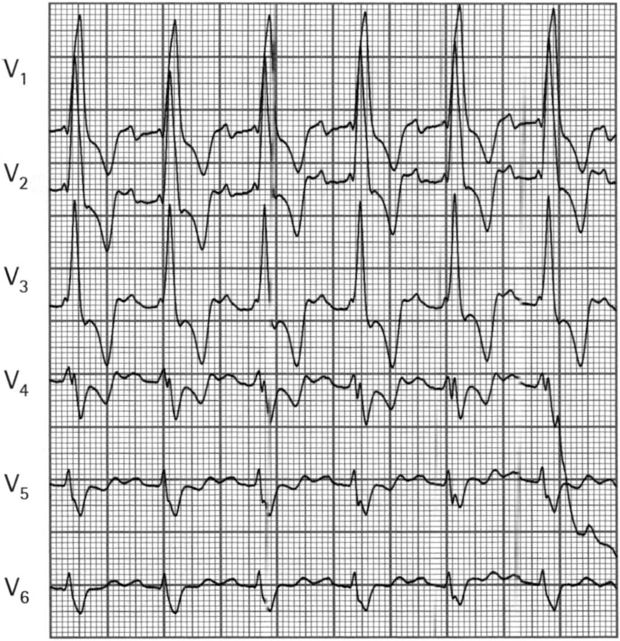


Unterbrechung des rechten Tawara-Schenkels und linksposterioren Schenkels („klassischer RSB").

# 5. AV-Blockierungen

## 5.1 Allgemeines

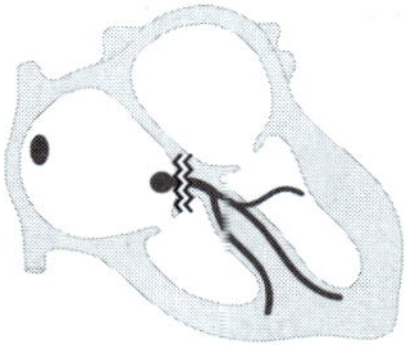

AV-Block

**Definition**
Erregungsüberleitungsstörung zwischen Vorhöfen und Kammern.

**Formen**
Man unterscheidet folgende Typen:
**AV-Block I. Grades**: verzögerte Reizleitung mit Verlängerung des PQ-Intervalls > 0,20 s.
**AV-Block II. Grades**: intermittierende Unterbrechung der Reizleitung mit intermittierendem Ausfall eines QRS-Komplexes nach einer P-Welle.
**AV-Block III. Grades**: vollständige Unterbrechung der atrioventrikulären Reizleitung; Vorhöfe und Kammern schlagen unabhängig voneinander im eigenen Rhythmus.

**URSACHEN VON AV-BLOCKIERUNGEN**

- koronare Herzkrankheit
- Vorhofseptumdefekt
- Myokarditis, Endokarditis
- Sarkoidose mit Herzbeteiligung
- Medikamente: Betablocker, Ca-Antagonisten vom Verapamiltyp, Digitalisglykoside, Adenosin
- angeborene Formen

**Abb. 48**
Ursachen von AV-Blöcken

## 5.2 AV-Block I. Grades

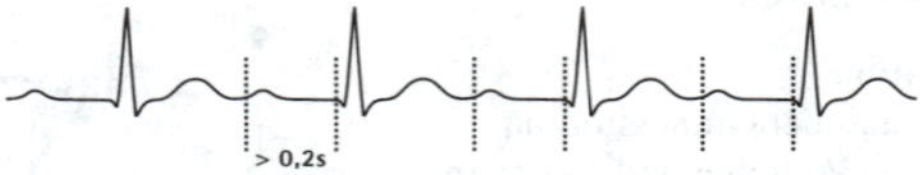


**Definition**
Verzögerte atrioventrikuläre Reizleitung.

**EKG**
Verlängerung der PQ-Zeit > 0,20 s.
Jeder P-Welle folgt ein QRS-Komplex.

**Prognose**
Dieser Befund verursacht beim Patienten keine Beschwerden und erklärt keine Schwindelzustände oder Synkopen. Allerdings kann es zeitweise zu höhergradigen Blockierungen kommen, sodass zur weiteren Abklärung Langzeit-EKG und evtl. His-Bündel-Elektrokardiographie angezeigt sind (**Abb. 49**). Die Verlängerung der AH-Zeit hat eine günstige Prognose, die Verlängerung der HV-Zeit > 80 ms prädisponiert zum AV-Block III. Grades.

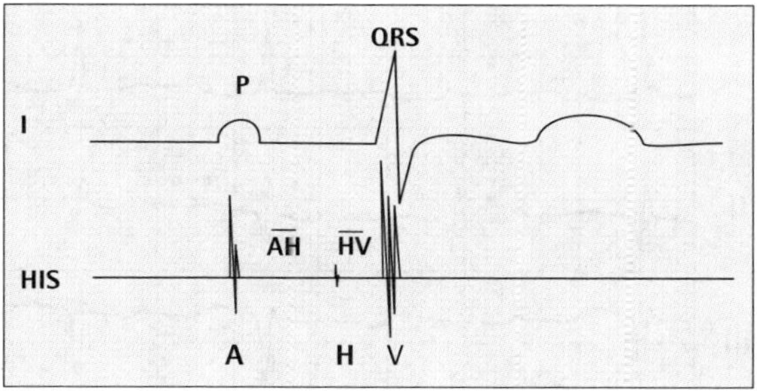


**Abb. 49** His-Bündel-Elektrokardiographie. Ein Elektrodenkatheter wird über die Vena cava in den rechten Ventrikel vorgeschoben und langsam zurückgezogen, bis das His-Potential abgeleitet werden kann. Die PQ-Zeit im Oberflächen-EKG setzt sich zusammen aus der AH-Zeit und der HV-Zeit der His-Registrierung.

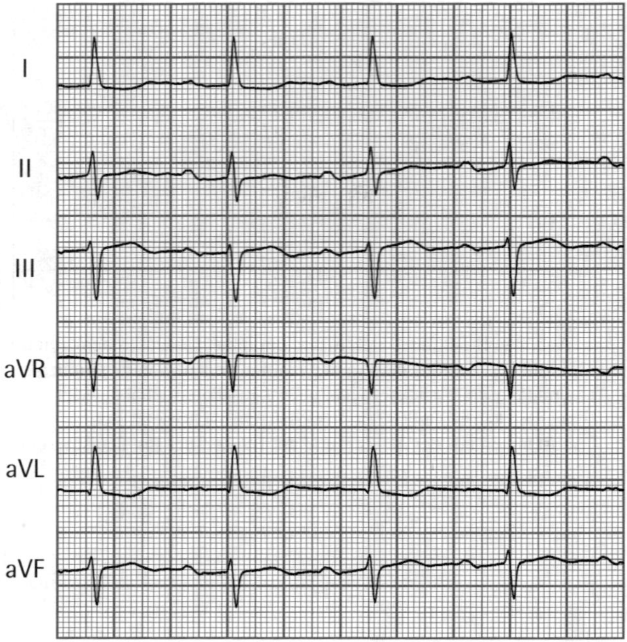


**Abb. 50** AV-Block I. Grades. Die PQ-Zeit ist auf 0,34 s verlängert, jede P-Welle wird jedoch von einem QRS-Komplex gefolgt.

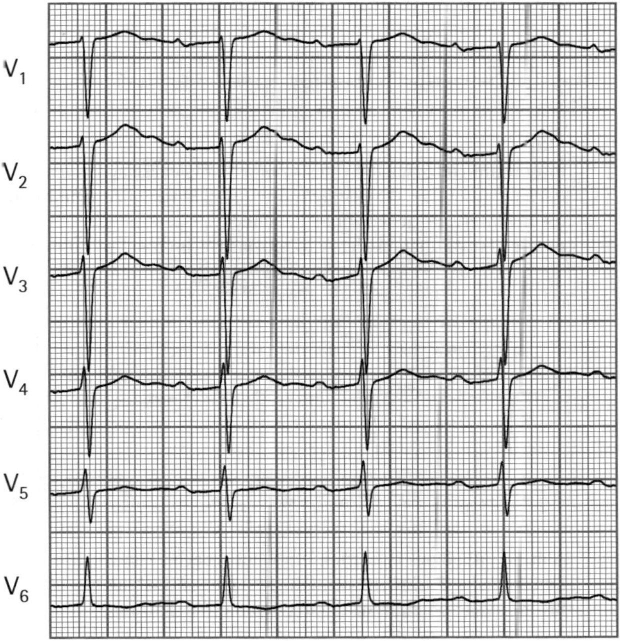
V1
V2
V3
V4
V5
V6

## 5.3 AV-Block II. Grades, Typ Wenckebach

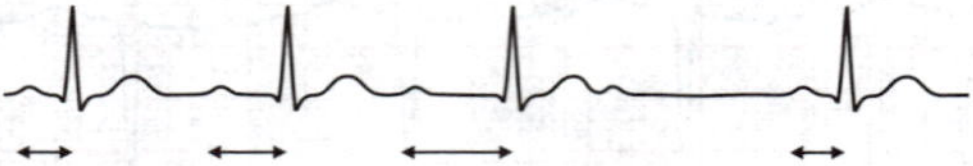

### EKG

Intermittierender Ausfall eines Kammerkomplexes nach einer P-Welle, wobei die PQ-Zeit bis zum Ausfall langsam zunimmt und die RR-Intervalle gegensinnig abnehmen. Ursache ist die progrediente Zunahme der AH-Zeit, das HV-Intervall ist normal.

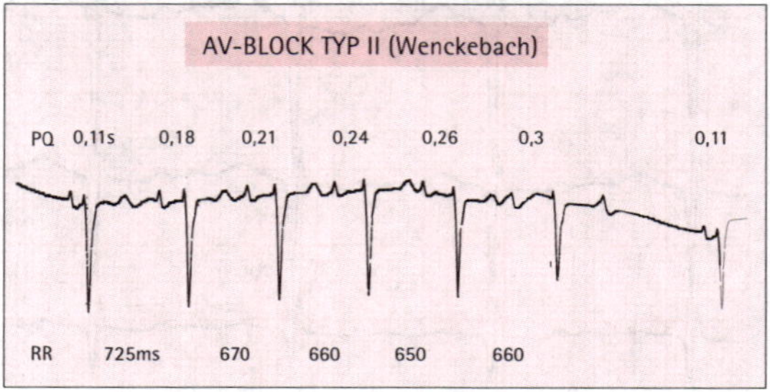


**Abb. 51** AV-Block II. Grades, Typ Wenckebach. Progrediente Zunahme der PQ-Zeit ist begleitet von einer Abnahme der RR-Intervalle bis zum Ausfall der Kammerüberleitung.

### Prognose

Die Prognose ist gut, nur selten Progression zum AV-Block III°. Normalbefund auch bei Herzgesunden unter vagotonem Einfluss (z.B. im Schlaf). Keine Indikation für Schrittmacherimplantation.

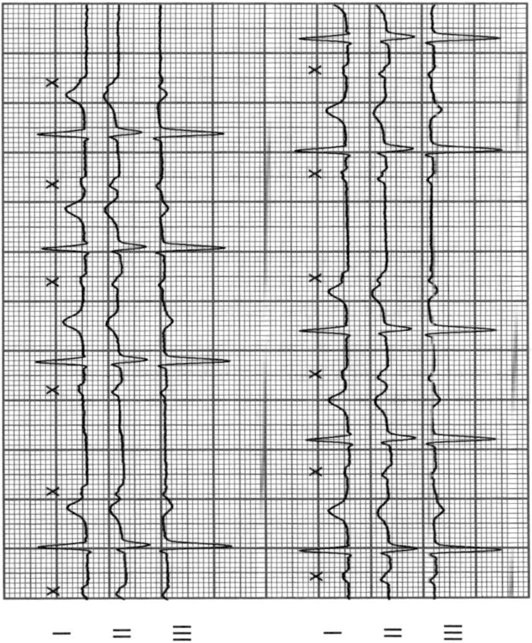


**Abb. 52** AV-Block II. Grades, Typ Wenckebach. Die PQ-Zeit verlängert sich progredient, bis schließlich eine P-Welle nicht auf die Kammer übergeleitet wird. Kreuze markieren die P-Wellen.

## 5.4 AV-Block II. Grades, Typ Mobitz

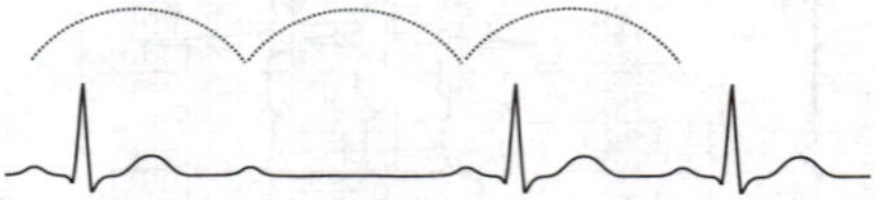

**Definition**

Intermittierender Ausfall der AV-Überleitung bei im übrigen konstantem PQ-Intervall.

**EKG**

Intermittierender Ausfall eines Kammerkomplexes nach einer P-Welle bei konstanter PQ-Zeit (nicht notwendigerweise verlängert!). Ursache ist hier eine Verlängerung der HV-Zeit.

**Prognose**

Häufige Progression zum AV-Block III. Grades, deshalb meist Schrittmacherindikation!

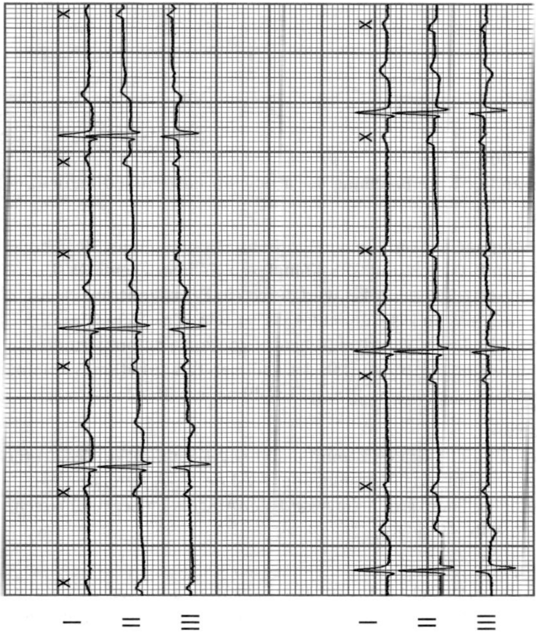


**Abb. 53** AV-Block II. Grades, Typ Mobitz. Die PQ-Zeit ist weitgehend konstant mit intermittierendem Ausfall der Überleitung auf die Kammern. Kreuze markieren die P-Wellen.

## 5.5 AV-Block III. Grades

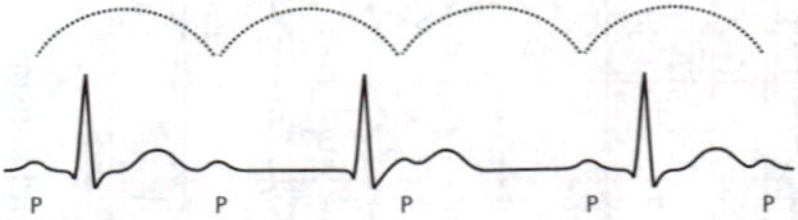


**Definition**
Vollständige Unterbrechung der atrioventrikulären Reizüberleitung.

**EKG**
Unabhängige Schlagfolge von Vorhof u. Kammer, keine Beziehung zwischen P-Wellen und QRS-Komplexen. Es findet keine AV-Überleitung statt. Der Ventrikel wird durch ein **Ersatzzentrum** erregt (s. S. 125), das im His-Bündel lokalisiert sein kann (schmaler QRS-Komplex) oder im Ventrikel (schenkelblockartig deformierter Kammerkomplex). Bei Ausfall des Kammer-Ersatzrhythmus kommt es zur Asystolie (Adams-Stokes-Anfall) bei erhaltenen P-Wellen.

**Ursachen**
Ein AV-Block III. Grades kommt u.a. vor als Komplikation des akuten Hinterwandinfarkts (Verschluss der AV-Knoten-Arterie) und bei bakterieller Endokarditis (myokardialer Abszess im Septumbereich. s. auch **Abb. 48**, S. 73).

**Therapie**
In der Regel besteht Schrittmacherindikation außer bei lange bekanntem AV-Block III. Grades mit stabilem Ersatzrhythmus. Eine letzte Therapiealternative bei Vorhofflimmern und intraktabel hoher Kammerfrequenz ist die His-Bündel-Ablation mit konsekutivem AV-Block III°, daher Schrittmacherpflichtigkeit.

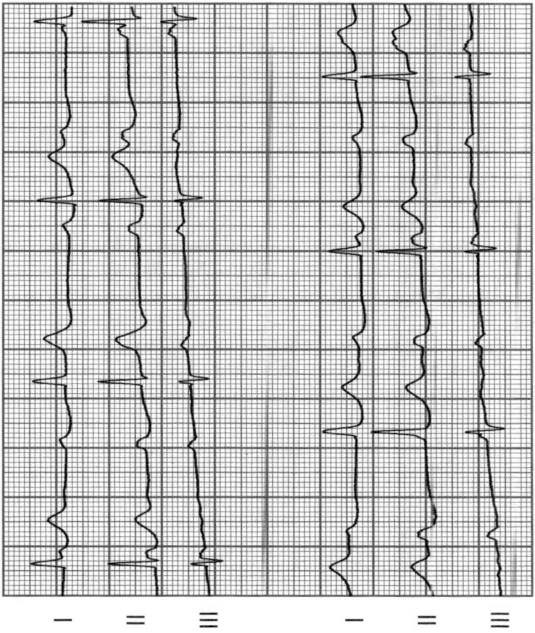


**Abb. 54** AV-Block III. Grades mit His-Ersatzrhythmus (schmaler QRS-Komplex). Angeborene Form ohne Schrittmacherpflichtigkeit.

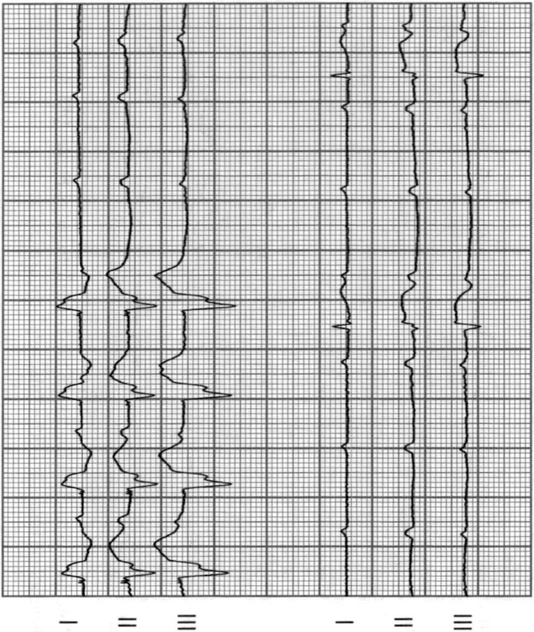
I
II
III
I
II
III

**Abb. 55** AV-Block III. Grades. Bei Ausschalten des ventrikulären Schrittmachers sind zunächst nur P-Wellen ohne Kammerkomplexe erkennbar, bis schließlich zwei Kammerkomplexe mit schmalem QRS-Komplex (vermutlich aus dem His- Bündel) auftreten. Die ST-Streckenhebung dieser Schläge in II und III weist auf einen akuten Hinterwandinfarkt als Ursache des AV-Blocks hin.

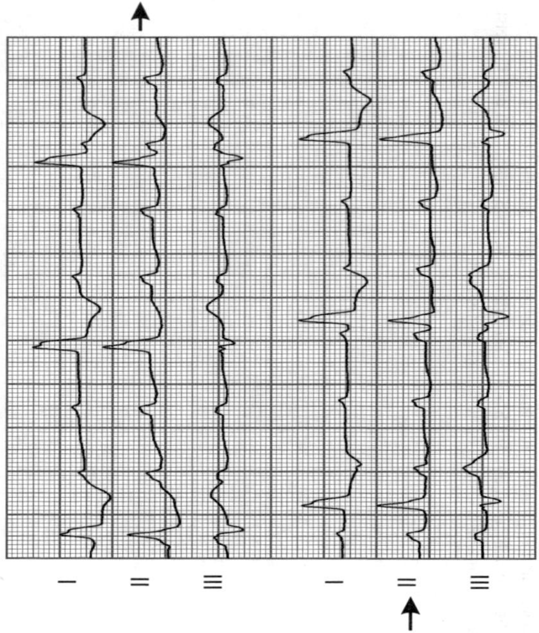


**Abb. 56** AV-Block III. Grades mit ventrikulärem Ersatzrhythmus (breiter QRS-Komplex).

# 6. Myokardischämie

**Allgemeines**

Das Koronarsystem des Menschen verläuft subepikardial, die Innenschicht des Herzens (Endokard) ist somit „letzte Wiese" und wird von einer Ischämie zuerst betroffen (s. **Abb. 57**).

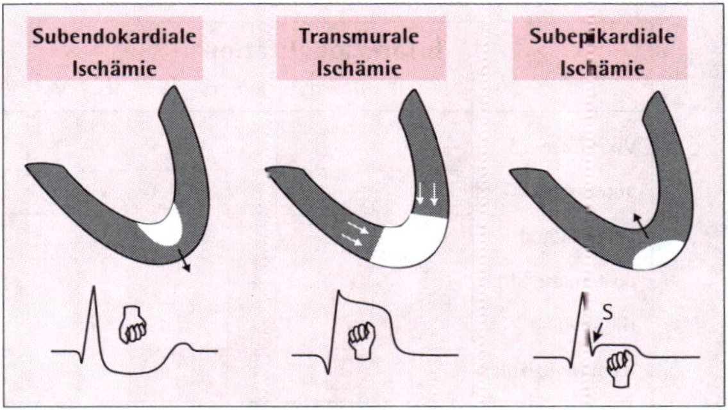


**Abb. 57** Formen der Myokardischämie. Die subendokardiale Ischämie wird durch eine Koronarstenose hervorgerufen und führt zur ST-Streckensenkung. Die transmurale Ischämie ist Ausdruck eines transmuralen Herzinfarkts mit monophasischer ST-Streckenhebung. Die subepikardiale Ischämie tritt bei der Perikarditis auf mit ST-Streckenhebungen aus einer S-Zacke heraus.

Die Innenschichtischämie (subendokardiale Ischämie) ist Ausdruck einer Mangeldurchblutung bei vermehrtem Bedarf (körperliche oder psychische Belastung) auf dem Boden einer Koronarstenose. Im EKG finden sich bei Innenschichtischämie ST-Senkungen. Der akute Myokardinfarkt führt zu einer transmuralen Ischämie mit EKG-Hebungen (**Abb. 58**).

| Infarktlokalisation | I | II | III | aVL | aVF | rV4 | V2 | V3 | V4 | V5 | V6 |
|---|---|---|---|---|---|---|---|---|---|---|---|
| VW-Spitze | + | | | + | | | + | + | + | | |
| anteroseptal | | | | | | | + | + | | | |
| anterolateral | + | | | + | | | | | | + | + |
| posterolateral | | | + | | + | | | | | + | + |
| Hinterwand | | + | + | | + | | | | | | |
| rechtsventrikulär | | | + | | + | + | (+) | | | | |

**Abb. 58** Infarktlokalisation aus den Ableitungen des 12-Kanal-EKG.

Die Perikarditis setzt einen epikardialen Schaden und führt somit auch zu Hebungen, die typischerweise aus einer S-Zacke entspringen.

**Diagnostische Probleme**

In jeder Region gilt, dass eine Ischämie nicht zwingend zu EKG-Veränderungen führt. Dies ist abhängig von der Größe des Areals und der Lage des Vektors. Ca. 4% aller Herzinfarkte verlaufen elektrokardiographisch stumm. Häufige Probleme macht die Erkennung einer Myokardischämie in der Hinterwand (da sich diese nur in Extremitätenableitungen widerspiegelt), dem Septum (da in $V_1$ und $V_2$ Hebungen bis 2 mm auch ohne Infarkt vorkommen) und im rechten Ventrikel (erfordert Ableitung $V_{r4}$).

## 6.1 Ischämie bei Koronarstenosen

### Klinik

Kritische Koronarstenosen (Verschluss von > 75%) können zu temporärer Myokardischämie führen, die sich v.a. unter körperlicher Belastung und Kälte als Angina pectoris äußert. Eine Myokardischämie kann auch klinisch stumm verlaufen.

### EKG

Die Innenschichtischämie führt zu horizontalen oder deszendierenden ST-Senkungen in den betroffenen Ableitungen.

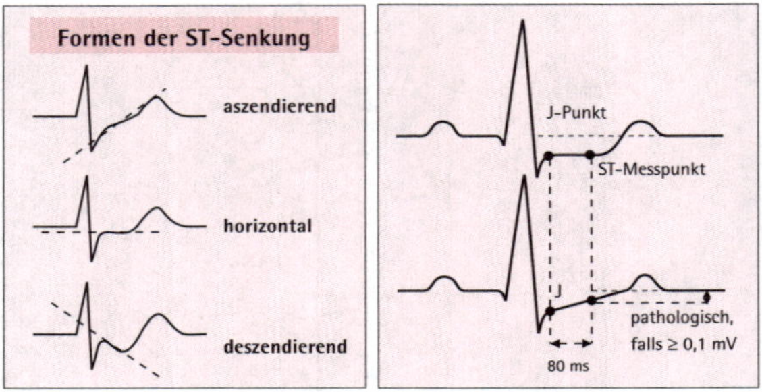


**Abb. 59** Formen der ST-Streckensenkung. Aszendierende Senkungen kommen unter starker Belastung auch beim Herzgesunden vor. Als pathologisch zählt, wenn 80 ms nach dem J-Punkt die ST-Strecke immer noch ≥ 0,1 mV gesenkt ist. Horizontale und deszend. ST-Streckensenkungen sind typisch für koronare Ischämie
**Abb. 60** Bestimmung des ST-Messpunktes.

Aszendierende ST-Senkungen sind nur zu verwerten, wenn der ST-Messpunkt noch ≥ 0,1 mV gesenkt ist (s. **Abb. 60**). Steilere aszendierende ST-Senkungen kommen auch beim Herzgesunden unter Belastung vor. Dies ist bedeutsam für die Interpretation des Belastungs-EKG. Die ST-Senkungen erholen sich innerhalb von Minuten nach Rückgang der Ischämie. Die **vasospastische Angina (Prinzmetal)** kann auch zur transmuralen Ischämie mit transienten EKG-Hebungen führen (s. **Abb. 61**).

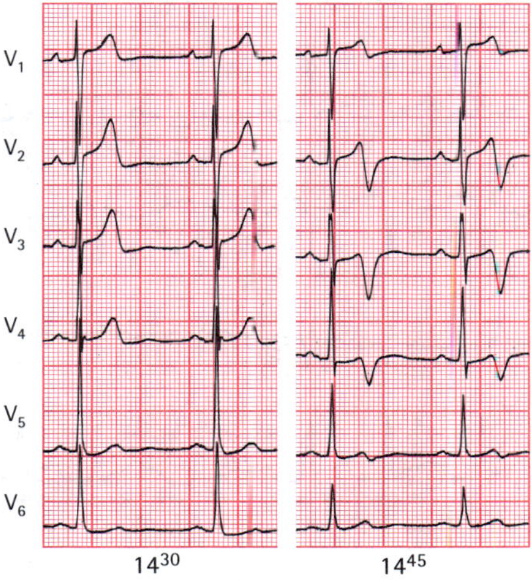


**Abb. 61** Vasospastische Angina (Prinzmetal).

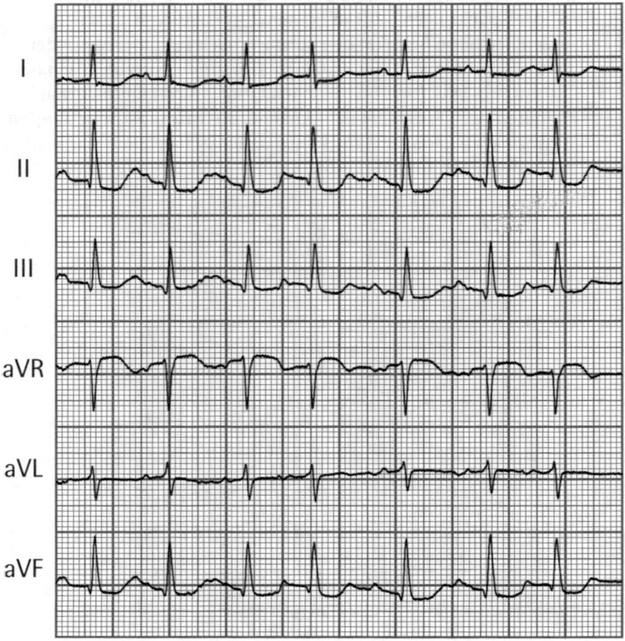


**Abb. 62** Akuter Angina-pectoris-Anfall. Sinustachykardie. Der 4. Schlag ist eine supraventrikuläre Extrasystole. In $V_4$ – $V_6$

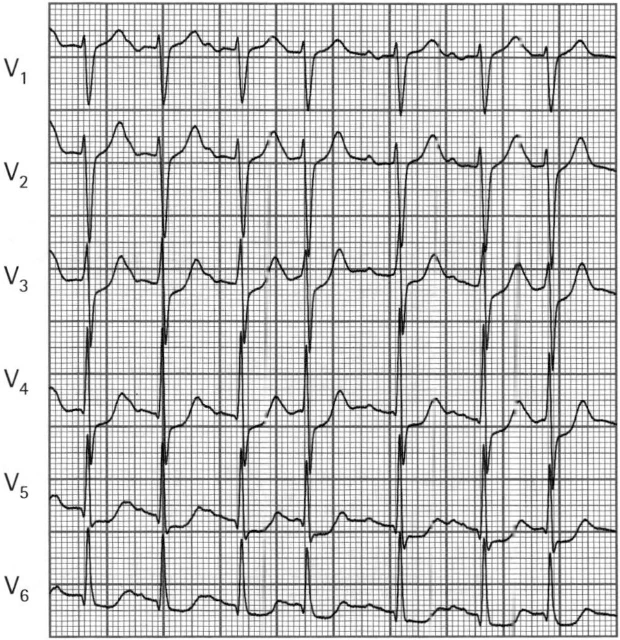


leicht asz. bis horiz. ST-Senkung von bis zu 0,3 mV. Verschwinden der Beschwerden und EKG-Normalis. nach 2 Hüben Nitroglyzerin.

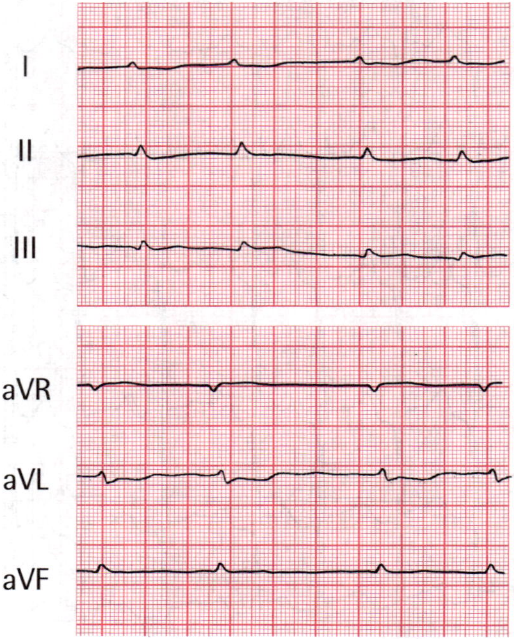


**Abb. 63** Akuter Angina-pectoris-Anfall mit deszendierenden ST-Streckensenkungen $V_3$ und $V_4$.

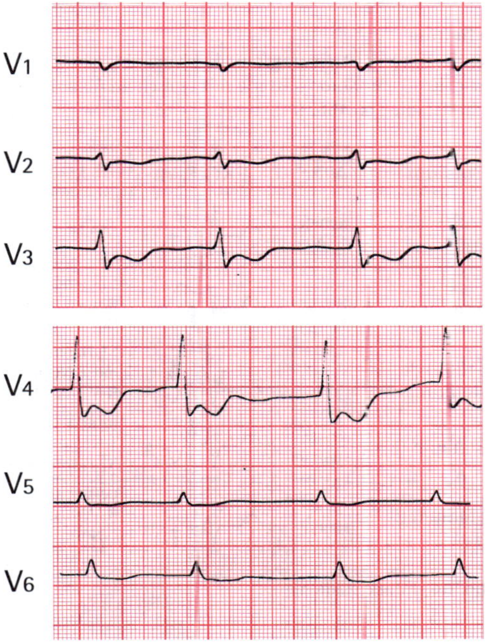
V1
V2
V3
V4
V5
V6

## 6.2 Herzinfarkt

### Definition

Der Herzinfarkt ist die transmurale Myokardischämie durch Verschluss einer Koronararterie mit typischem Ablauf des EKG in Infarktstadien (s. **Abb. 64**).

| Stadium | Alter | EKG-Bild | Merkmal |
|---|---|---|---|
| Früh-stadium | wenige Minuten | 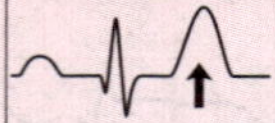 | Erstickungs-T |
| Stadium I | bis 6 Std. | 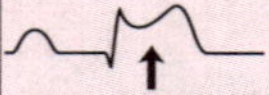 | ST-Hebung<br>R noch groß<br>Q noch klein |
| Zwischen-stadium | > 6 Std | 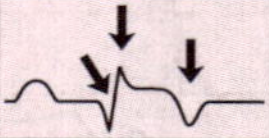 | ST-Hebung<br>mit T-Negativierung<br>R-Verlust, Infarkt-Q |
| Stadium II | Folge-stadium | 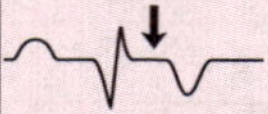 | Infarkt-Q<br>T-Negativierung<br>ST-Normalisierung |
| Stadium III | End-stadium | 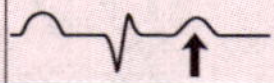 | persist. Q<br>R-Verlust<br>T-Normalisierung |

**Abb. 64** Infarktstadien.

### EKG

Das **Frühstadium** mit Erstickungs-T ist nur sehr selten zu beobachten und dauert lediglich Minuten.

Es folgt das **Stadium I** mit ST-Hebungen bei erhaltenen R-Zacken, ohne Q-Zacken und noch positiver T-Welle. Zu diesem Zeitpunkt ist meist die CK und CK-MB noch nicht erhöht und in Zusammenschau der Klinik (Schmerzbeginn!) liegt das Infarktgeschehen meist noch in der Zeitgrenze für eine Thrombolysetherapie.
Im **Zwischenstadium** nimmt die ST-Hebung ab, die R-Amplitude vermindert sich, Q-Zacken entstehen und die T-Welle wird negativ. Typisch ist das gleichschenklig negative T in diesem Stadium.
Im **Folgestadium** bilden sich die Q-Zacken und R-Verlust aus, im unkomplizierten **chronischen Stadium** ein R-Verlust über der Vorderwand (je nach Ausmaß des Infarkts). Fakultativ sind Q-Zacken über der Vorderwand vorhanden, die T-Welle wird wieder positiv, die ST-Hebungen sind verschwunden. Persistierende ST-Hebungen mit negativen T-Wellen sind Hinweis auf ein Herzwandaneurysma.
Der **Hinterwandinfarkt im chronischen Stadium** zeichnet sich durch tiefe und breite Q-Zacken (Pardée-Q, **Abb. 65**) in Ableitung II, III, aVF aus. Die Differentialdiagnose der Q-Zacken ist in **Abb. 66** aufgeführt. Mitunter bilden sich beim Hinterwandinfarkt im chronischen Stadium alle EKG-Veränderungen komplett zurück, sodass er „elektrisch stumm" nicht mehr zu erkennen ist (Diagnose dann über Wandbewegungsstörungen in der Echokardiographie, Ventrikulographie oder durch Perfusionsausfall in der Myokardszintigraphie möglich).

**Lokalisation**
Die Lokalisation der Ischämiezone erfolgt anhand der betroffenen EKG-Ableitungen (s. **Abb. 58**).

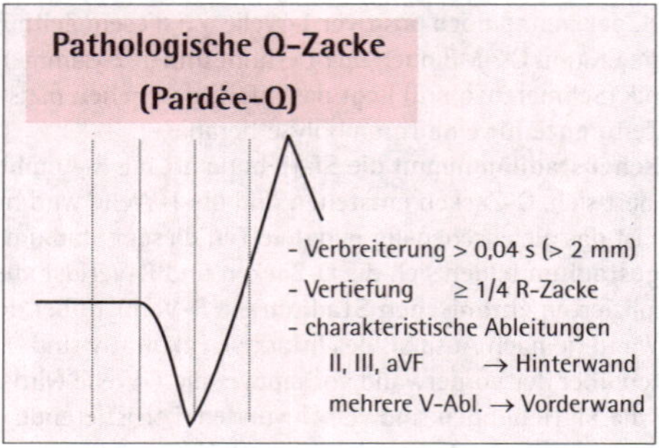


**Abb. 65** Definition pathologischer Q-Zacken bei Herzinfarkt.

**Differentialdiagnose der Q-Zacke**

- Pardée-Q
- insignifikante Q-Zacken in I, II, $V_5$, $V_6$
- $S_I$ $Q_{III}$-Lagetyp } bei Inspiration kleiner
- atemvariables Q in III } bei Inspiration kleiner
- Pseudo-Q

  WPW-Syndrom durch Δ-Welle

  AV-Rhythmus durch negative P-Welle

**Abb. 66** Differentialdiagnose der Q-Zacke.

Als **hartes Indiz für das akute Stadium eines Herzinfarkts** gelten spiegelbildliche Senkungen in den den Infarktableitungen gegenüberliegenden Wandabschnitten (**Abb. 67**). So sind Hebungen über der Vorderwand von Senkungen über der Hinterwand begleitet und umgekehrt. Diese spiegelbildlichen Veränderungen bilden sich innerhalb von Stunden nach Infarktbeginn zurück.

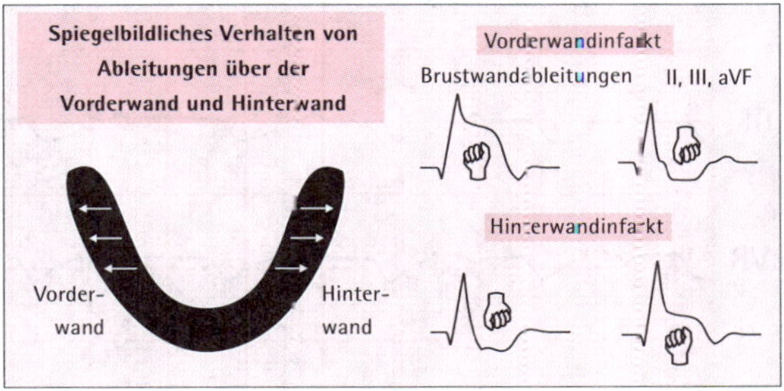


**Abb. 67 Akuter Herzinfarkt:** spiegelbildliches Verhalten von Vorder- und Hinterwand. Infarkttypische Hebungen über der Vorderwand sind von spiegelbildlichen Senkungen über der Hinterwand und umgekehrt begleitet.

**Wichtigste Differentialdiagnosen**

- Akute Perikarditis (s. S. 223)
- Nichttransmuraler Vorderwandinfarkt (s. S. 115)
- Hypertrophe (obstruktive) Kardiomyopathie (s. S. 233)
- Massive Linksherzhypertrophie (s. S. 38).

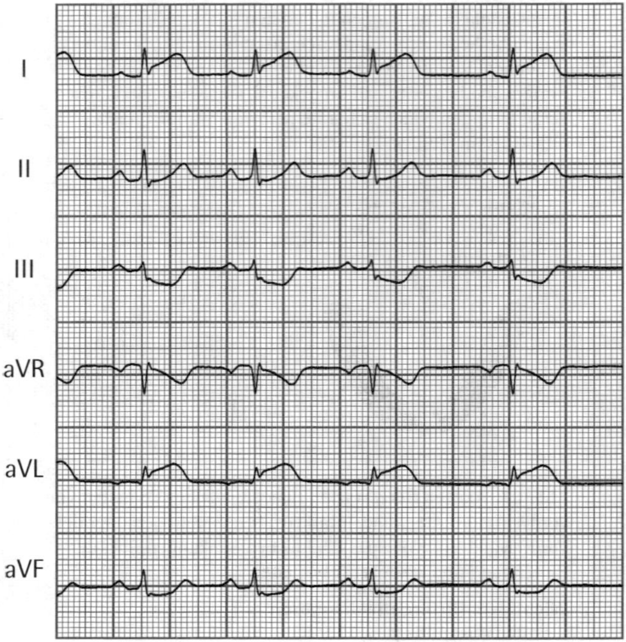


**Abb. 68** Akuter Vorderwandinfarkt. ST-Streckenhebungen in I, aVL, $V_1$ – $V_4$. Diese sind begleitet von ST-Streckensenkungen in

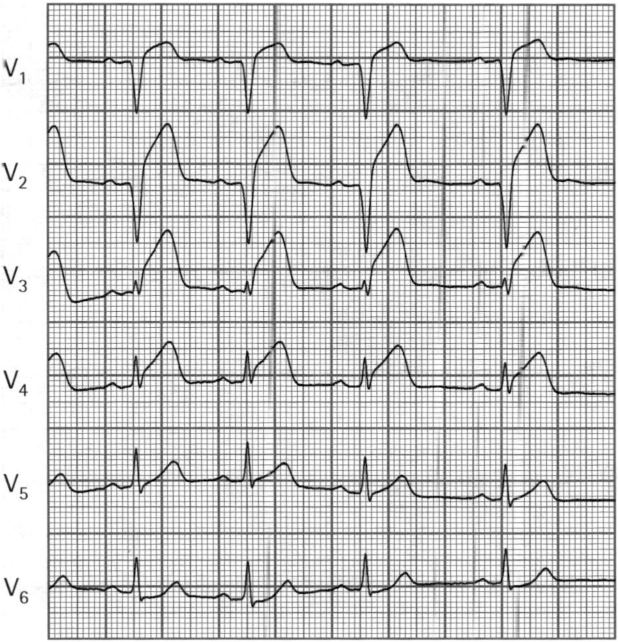


II, III, aVF und $V_6$. Bei der Herzkatheteruntersuchung zeigt sich ein Verschluss des Ramus interventricularis anterior.

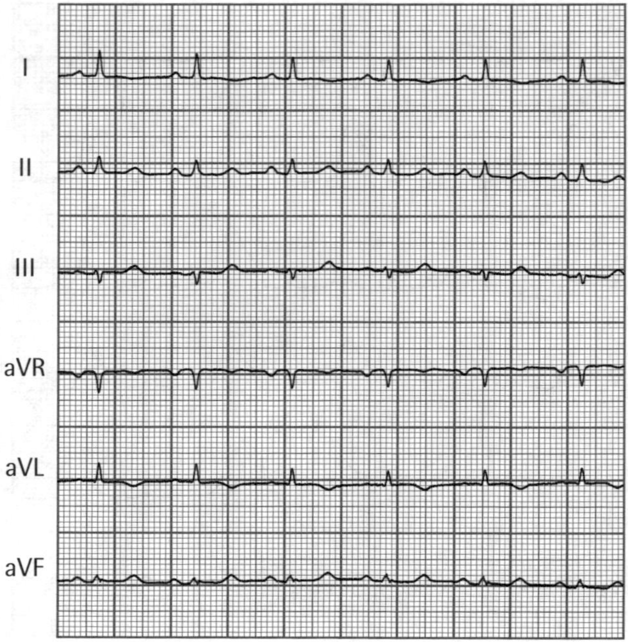


**Abb. 69** Akuter Vorderwandinfarkt im Zwischenstadium mit Q-Zacken, Rückgang der ST-Hebung und Negativierung der

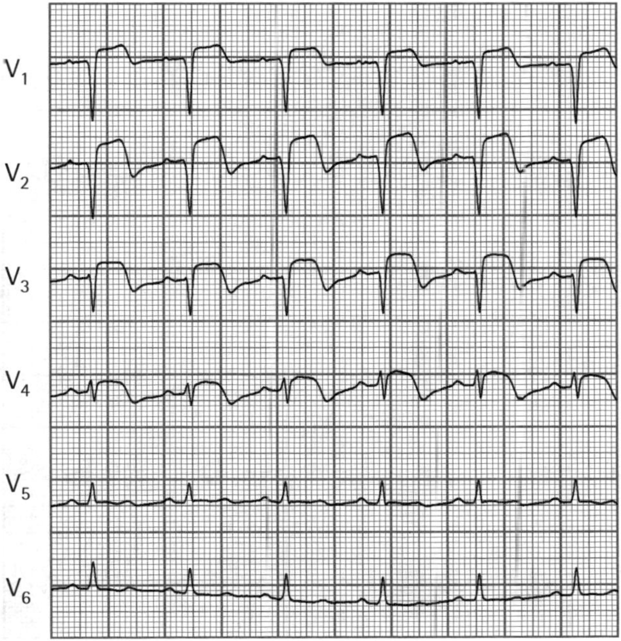


T-Wellen. Gleicher Patient wie in **Abb. 68**, Ableitung am Folgetag.

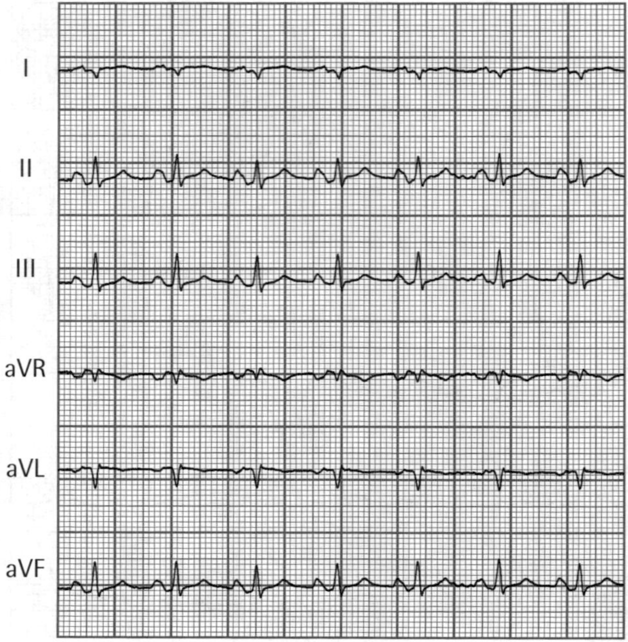


**Abb. 70** Akuter Vorderwandinfarkt im Endstadium mit R-Verlust über der Vorderwand.

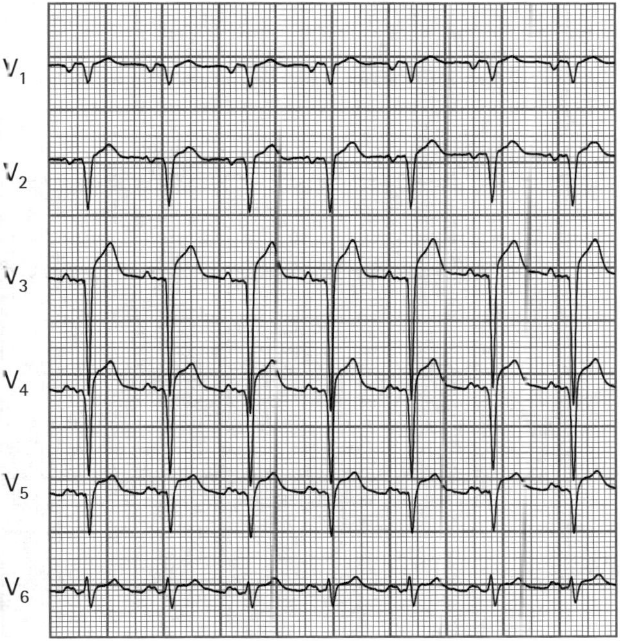


Nochmals gleicher Patient wie **Abb. 68** und **Abb. 69**.

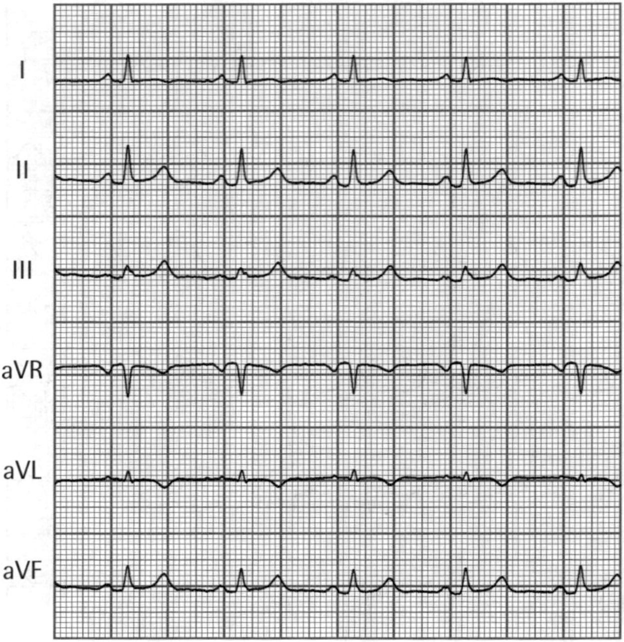


**Abb. 71** Akuter Vorderwandinfarkt im Zwischenstadium. R-Verlust über der Vorderwand, tiefe Q-Zacken.

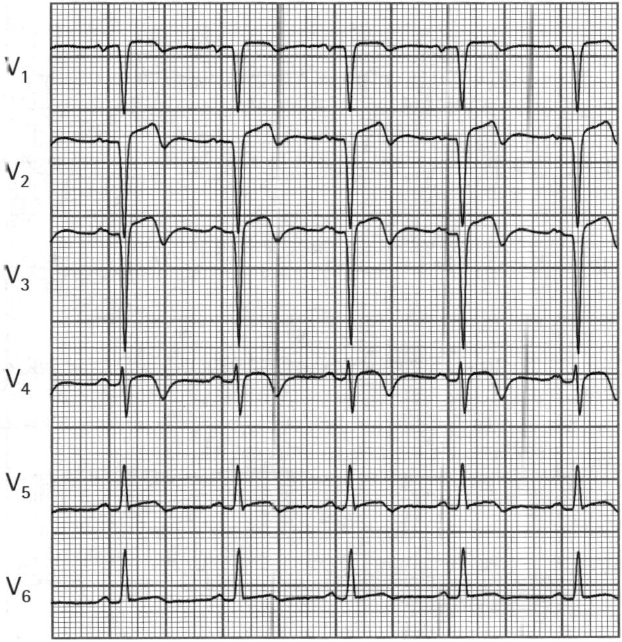


ST-Streckenhebung und Negativierung der T-Wellen.

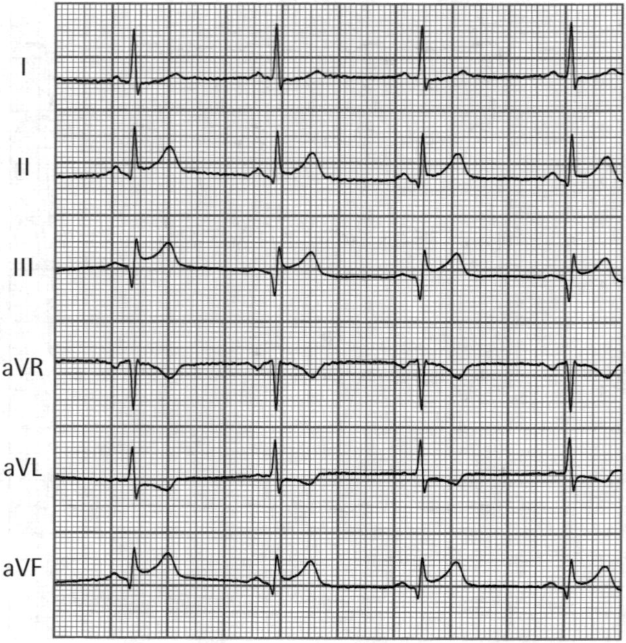


**Abb. 72** Akuter Hinterwandinfarkt im Stadium I. Monophasische ST-Streckenhebung in II, III und aVF bei noch positiver T-Welle.

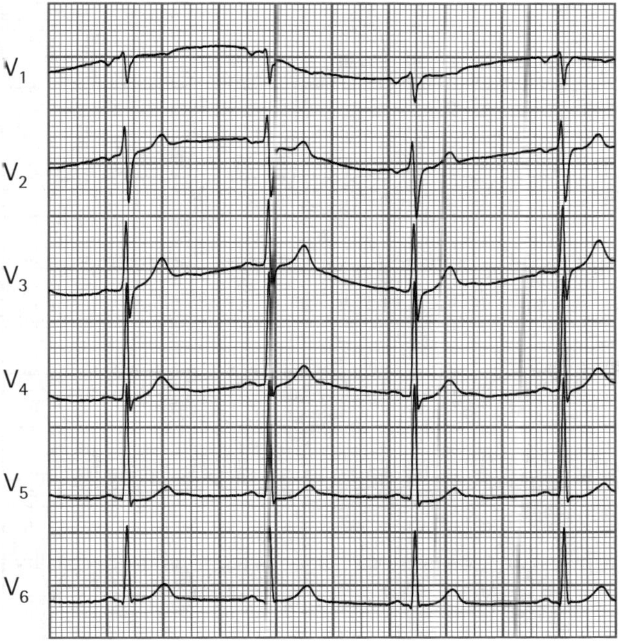


Die Q-Zacken in diesen Ableitungen weisen auf einen früheren Hinterwandinfarkt im chronischen Stadium hin.

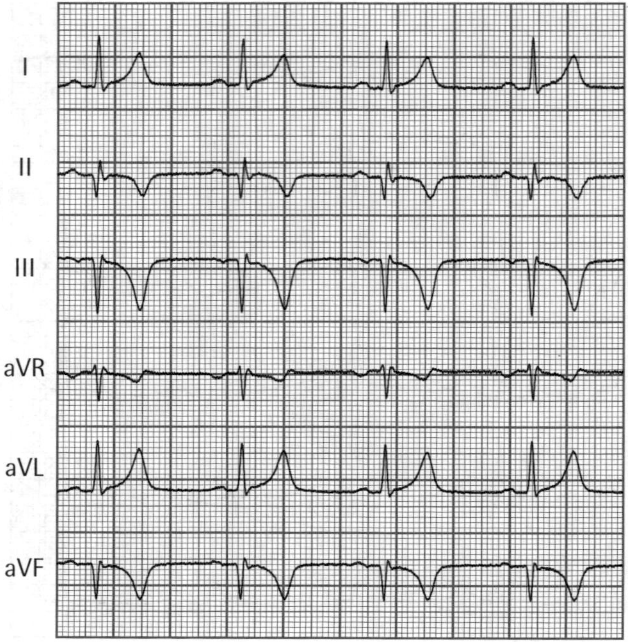


**Abb. 73** Hinterwandinfarkt im Stadium II.
In Ableitung II, III und aVF sind Q-Zacken zu erkennen und

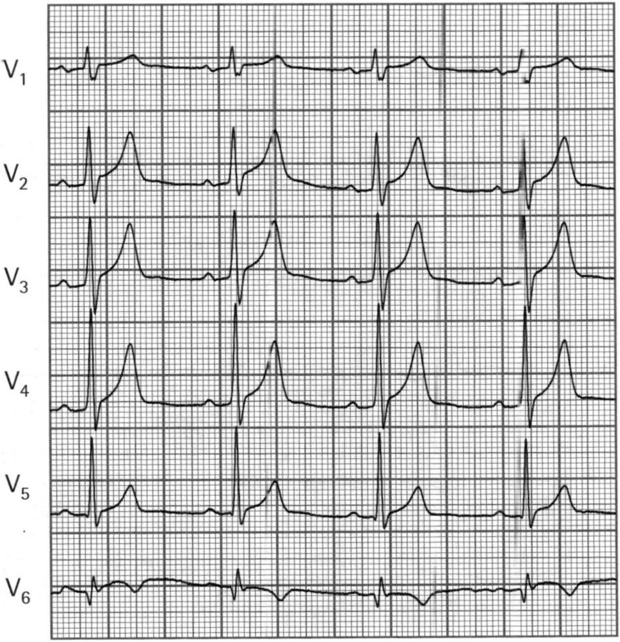


gleichschenklig negative T-Wellen nach Rückgang der ST-Streckenhebung.

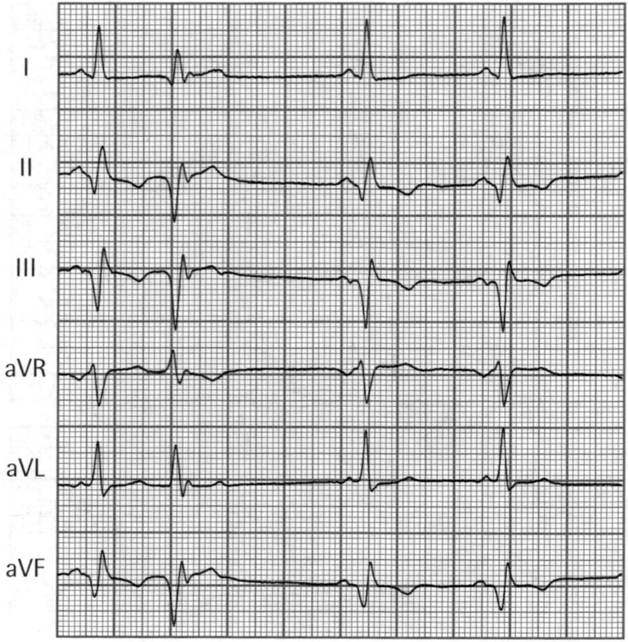


**Abb. 74** Hinterwandinfarkt im chronischen Stadium mit Q-Zacken in II, III und aVF.

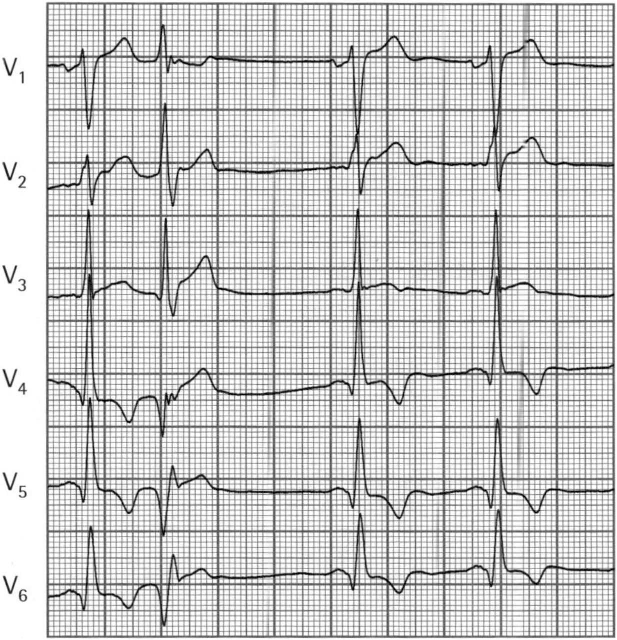


Der 2. Komplex ist eine ventrikuläre Extrasystole.

## 6.3 Nichttransmuraler Vorderwandinfarkt

### Definition

Sonderform des akuten Vorderwandinfarkts.

### EKG

Gleichschenklig negative T-Wellen über der Vorderwand, ohne Hebungen, R-Verlust oder Entwicklung von Q-Zacken.

### Synonym

Non-Q-wave infarct

### Prognose

In der Prognose unterscheidet sich diese Sonderform nicht wesentlich von einem transmuralen Vorderwandinfarkt

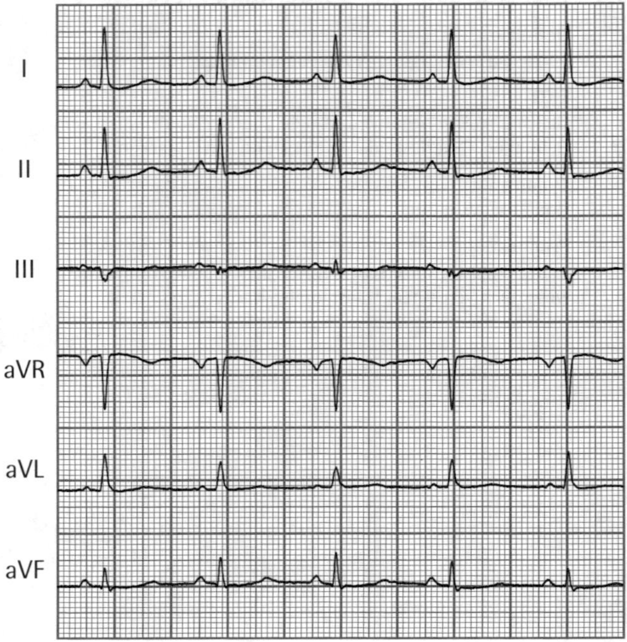


**Abb. 75** Nichttransmuraler Vorderwandinfarkt. Die T-Wellen über der Vorderwand sind negativ ohne ST-Streckenhebung und

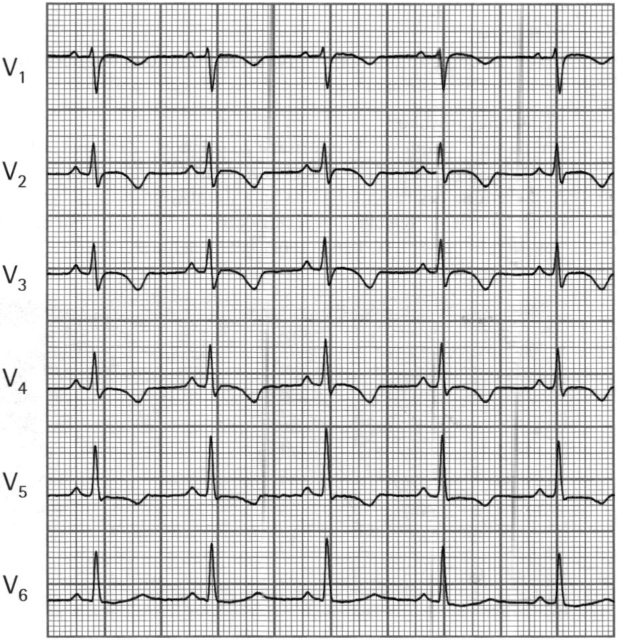


fehlendem R-Verlust. Es bestand ein typischer Infarktschmerz, die Herzenzyme waren erhöht.

## 6.4 Ergometrie

**Definition**
Untersuchung auf funktionelle Minderdurchblutung des Herzens bei körperlicher Belastung.

**Belastungsprotokoll**
Um zu einer diagnostischen Aussage zu gelangen, darf man sich nicht mit einer **zu geringen Belastungsstufe** begnügen, die Ausbelastung des Patienten muss angestrebt werden. Diese ist durch die nach Alterstabellen festgelegte Soll-Wattzahl und die Soll-Herzfrequenz (200 minus Lebensalter) definiert.

| Alter | Herzfrequenz max. ($min^{-1}$) | Herzfrequenz 85% ($min^{-1}$) | Leistung max. Männer, 1,73 $m^2$ KOF (Watt) | Leistung max. Frauen, 1,73 $m^2$ KOF (Watt) |
|---|---|---|---|---|
| 20–29 | 195 | 170 | 170 | 140 |
| 30–39 | 189 | 160 | 140 | 120 |
| 40–49 | 182 | 150 | 110 | 110 |
| 50–59 | 170 | 140 | 100 | 90 |
| 60–69 | 162 | 130 | 80 | 80 |
| 70–80 | 145 | 120 | 50 | 50 |

Das Belastungsprotokoll sollte der Fragestellung angepasst sein: Bei Prüfung auf koronare Herzkrankheit hat sich bewährt, die Belastung in drei Stufen auf die Soll-Wattzahl zu erhöhen mit einer Dauer von 3 min/Belastungsstufe. Bei Prüfung der Ausdauerleistung wären längere Belastungsstufen sinnvoll.

**Diagnostische Aussage**

Aszendierende ST-Streckensenkungen kommen auch beim Herzgesunden bei höherer Belastung und Tachykardie vor.
Die EKG-Kriterien, die für eine myokardiale Ischämie sprechen, sind in **Abb. 78** zusammengefasst. Es sind dies insbesondere horizontale und deszendierende ST-Streckensenkungen (s. **Abb. 59**).

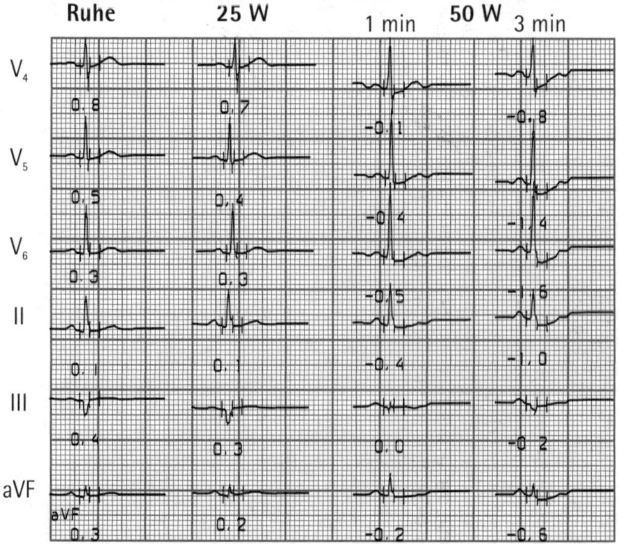


**Abb. 76** Ergometrie bei KHK. Zunehmende ST-Streckensenkung unter Belastung. Computergestützte rekonstruierte Ableitungen zur Minimierung von Bewegungsartefakten. Die Zahlen geben die Senkung des ST-Punkts in mm an. (1 mm ≙ 0,1 mV)

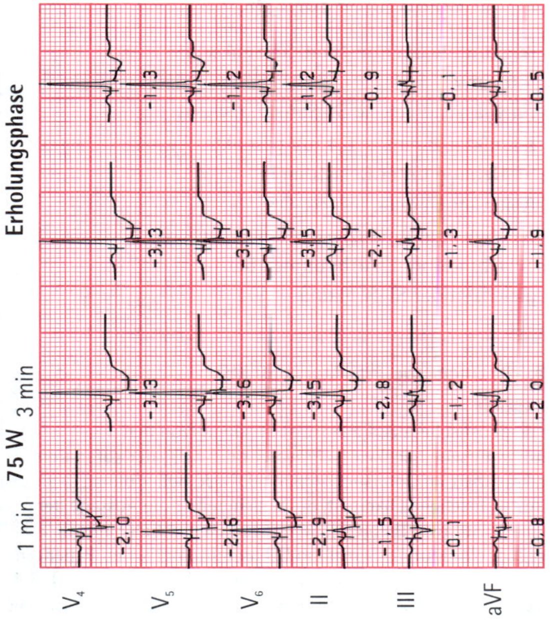


**Abb. 77** Ergometrie bei KHK (Fortsetzung **Abb. 76**). Zunehmende ST-Streckensenkung unter Belastung, zunächst horizontal, schließlich deszendierend.

| Ergometrie: Prädiktoren für KHK |
|---|
| - horizontale oder deszend. ST-Senkung > 0,2 mV<br>- flach aszendierende ST-Senkung, wenn J-Punkt + 80 ms: ≥ 0,1 mV gesenkt<br>- ST-Hebung unter Belastung in Ableitungen ohne Infarkt-Q<br>- typ. belastungsinduzierte Angina pectoris<br>- belastungsinduz. Arrhythmien bei gleichzeitiger ST-Senkung |

**Abb. 78** Ergometrie: Prädiktoren für KHK.

**Indikation**

Die diagnostische Aussagekraft ist abhängig von der Prätestwahrscheinlichkeit (= Prävalenz der KHK) der koronaren Herzkrankheit im Untersuchungskollektiv. Je höher die Prätestwahrscheinlichkeit ist, desto sicherer ist die Aussage der Ergometrie (Bayes-Theorem). So hat es sich nicht als sinnvoll erwiesen, ein Routine-Screening bei asymptomatischen Patienten durchzuführen, da die Prätestwahrscheinlichkeit zu gering ist. Bei Frauen ist die Aussagekraft der Ergometrie eingeschränkt durch die niedrigere Prätestwahrscheinlichkeit und durch eine höhere Rate falsch-positiver EKG-Veränderungen mit typischen horizontalen oder deszendierenden ST-Senkungen. Das Koronarangiogramm dieser Patientinnen ist dann häufig normal. Die klassische Indikation zur Ergometrie mit der höchsten Trefferquote ist der **nicht-charakteristische Thoraxschmerz bei Männern über 40 Jahren**. Bei typischer Angina pectoris ist eine Herzkatheteruntersuchung in jedem Fall indiziert, auch bei unauffälligem Belastungs-EKG.

**Komplikationen**

Obwohl nur sehr selten Komplikationen während einer Ergometrie auftreten, müssen Abbruchkriterien (s. **Abb. 79**) und Kontraindikationen zur Ergometrie (s. **Abb. 80**) beachtet werden.

**Abbruchkriterien bei Ergometrie**

- zunehmende, starke Angina pectoris
- horizont. oder deszend. ST-Senkungen > 0,2 mV
- ST-Hebungen in Abl. ohne infarkttypische Q-Zacken
- kein regelrechter Anstieg oder Abfall des Blutdrucks
- RR syst. > 250 mmHg, RR diast. > 130 mmHg
- bedrohliche Herzrhythmusstörungen

**Abb. 79** Abbruchkriterien bei Ergometrie.

**Kontraindikationen zur Ergometrie**

- instabile Angina pectoris
- Herzinfarkt < 2 Wochen
- kritische Aortenstenose
- dekompensierte arterielle Hypertonie
  RR syst. > 220 mmHg
  u./od. RR diast. > 120 mmHg
- akute Myokarditis oder Perikarditis
- dekompens. Herzinsuffizienz
- bedrohl. Rhythmusstörungen
- frische thrombembol. Prozesse

**Abb. 80** Kontraindikationen zur Ergometrie.

# 7. Bradykarde Herzrhythmusstörungen

## 7.1 Ersatzrhythmen

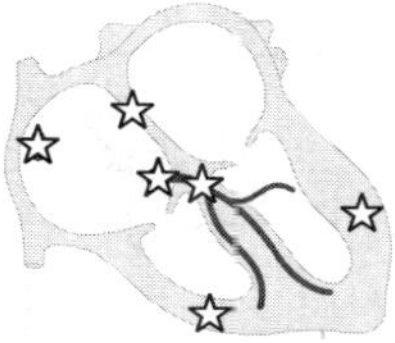

Zentren (potentieller) Impulsbildung

### Pathophysiologie

Wenn im Sinusknoten keine Reizbildung mehr stattfindet oder die Reizleitung gestört ist, so kommt es zu einer Reizbildung in sekundären Erregungsbildungszentren, jedoch mit einer niedrigeren spontanen Impulsfrequenz als der des Sinusknotens. Diese langsamen Rhythmen tiefer liegender Automatiezentren werden Ersatzrhythmen genannt.

### Formen

**AV-Knoten-Rhythmen** entstehen z.B. bei Ausfall der Sinusknotenfunktion. Der AV-Knoten kann dann selbständig einen Reiz mit einer Frequenz von 40-60/min bilden (näheres s. S. 123).
Ein **„hoher ventrikulärer Ersatzrhythmus" aus dem His-Bündel**, der – obwohl ventrikulären Ursprungs – keine verbreiterten QRS-Komplexe aufweist, kann bei einem AV-Block III. Grades entstehen (s. **Abb. 54**, S. 83).
**Abb. 56** (S. 86) zeigt einen **ventrikulären Ersatzrhythmus** bei AV-Block III. Grades mit verbreiterten QRS-Komplexen und bradykarder Herzfrequenz.
**Abb. 81** zeigt einen ektopen **Vorhofrhythmus**.

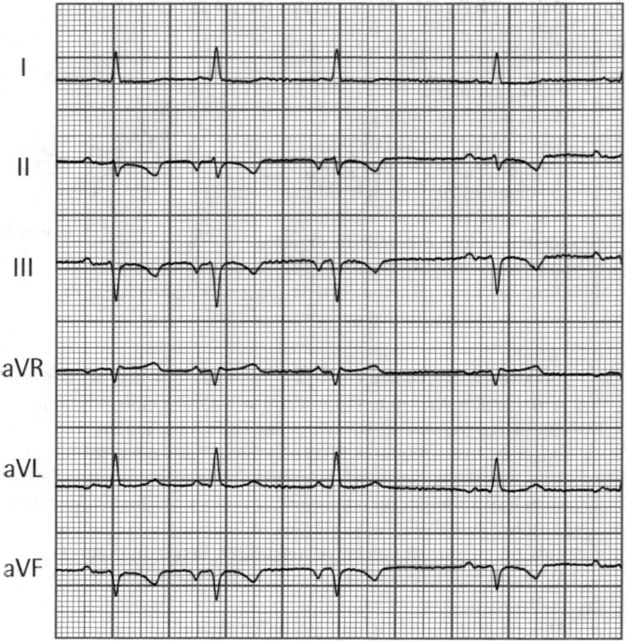


**Abb. 81** Ektoper Vorhofrhythmus, P-Welle II u. III negativ. Der 4. Komplex ist ein Sinusschlag mit positiver P-Welle in II und III.

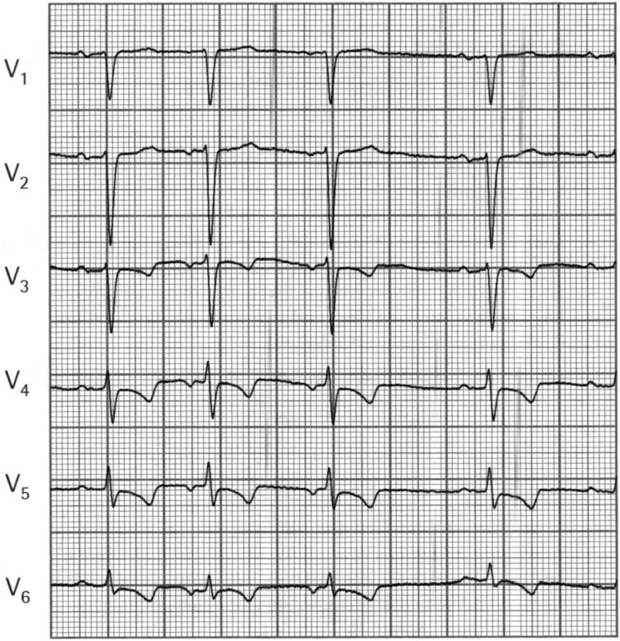
V1
V2
V3
V4
V5
V6

## 7.2 AV-junktionale Rhythmen

**Pathophysiologie**

Bei Ausfall der Sinusknotenfunktion kann es zur Bildung eines Ersatzrhythmus durch den AV-Knoten kommen. Aber auch beim Herzgesunden (z.B. im Schlaf) kann die Autonomie des AV-Knotens den Sinusrhythmus überspielen.

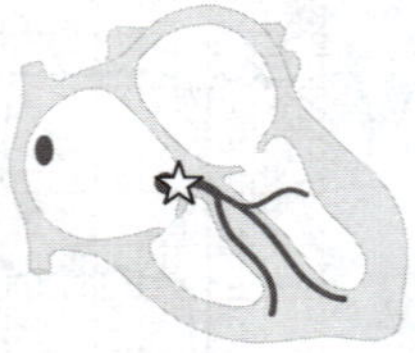

AV-Knoten-Rhythmen

Manchmal liegt eine Parasystolie (= gleichzeitige Erregungsbildung in zwei Zentren mit fast gleicher Frequenz) vor, sodass der Sinusrhythmus fließend in AV-junktionale Rhythmen (AV-Knoten-Rhythmen) übergehen kann und vice versa (AV-Dissoziation). Eine Therapie ist nicht erforderlich.

**Die AV-Knoten-Rhythmen werden eingeteilt in (s. Abb. 82):**

**1. Oberer AV-Knoten-Rhythmus**

Die Vorhöfe werden retrograd von dem Automatiezentrum im oberen AV-Knoten erregt, deshalb ist die P-Welle in I, II, III und aVF negativ. Die PQ-Zeit kann verkürzt sein.

**2. Mittlerer AV-Knoten-Rhythmus**

Erregungszentrum im mittleren AV-Knoten führt etwa zur gleichen Zeit zur retrograden Vorhoferregung und antegraden Ventrikelerregung, sodass die Vorhoferregung im Kammerkomplex verborgen ist (s. **Abb. 83**).

**3. Unterer AV-Knoten-Rhythmus**
Erregungsbildung im AV-Knoten nahe dem His-Bündel. Durch die retrograde verzögerte Leitung im AV-Knoten kommen die P-Wellen am Ende des QRS-Komplexes zu liegen und sind wegen der retrograden Erregung der Vorhöfe in I, II und III negativ (**Abb. 84**).

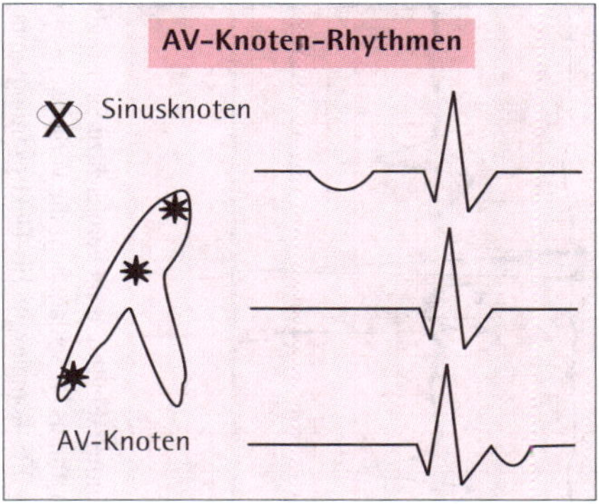


**Abb. 82** AV-Knoten-Rhythmen. Beim **oberen** AV-Knoten-Rhythmus geht eine negative P-Welle dem QRS-Komplex voran, die PQ-Zeit ist verkürzt. Beim **mittleren** AV-Knoten-Rhythmus ist keine P-Welle erkennbar (im QRS-Komplex verborgen), beim **unteren** AV-Knoten-Rhythmus folgt eine negative P-Welle dem QRS-Komplex im frühen ST-Segment.

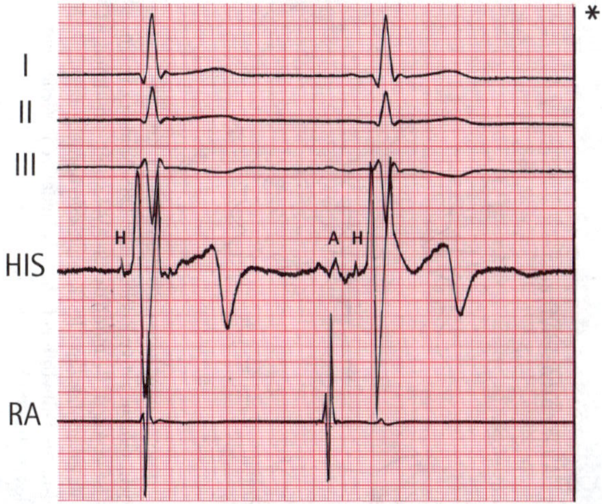


**Abb. 83** Mittlerer AV-Knoten-Rhythmus im Vergleich zu Sinusrhythmus. Beim mittleren AV-Knoten-Rhythmus (1. Schlag) liegt die Vorhofwelle (abgeleitet im rechten Vorhof = RA) im QRS-Komplex, im His-Elektrokardiogramm fehlt die A-Welle. Bei Sinusrhythmus (2. Schlag) fällt die Vorhoferregung regelrecht vor dem His-Spike und dem Kammerkomplex ein.

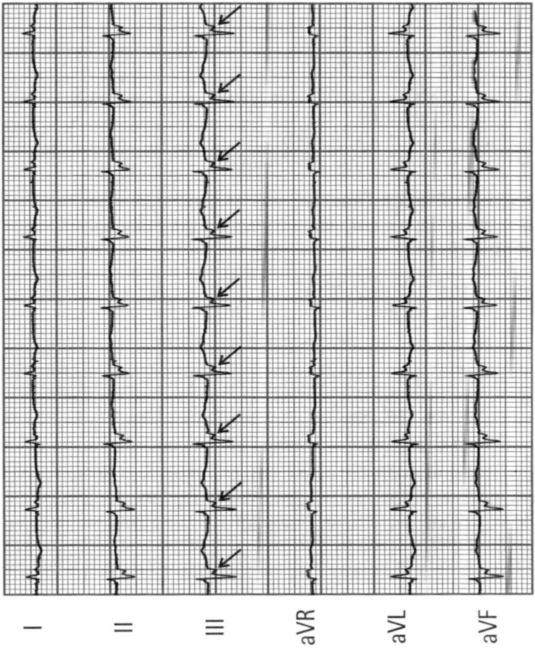


**Abb. 84** Unterer AV-Knoten-Rhythmus. Bradykarde Herzfrequenz um 45/min, die P-Welle ist am Ende des QRS-Komplexes in der ST-Strecke erkennbar.
**Achtung:** Schreibung in 12,5 mm/s!

## 7.3 Sinuatrialer Block

**Definition**

Durch Ausfall des Sinusknotens als Erregungszentrum bzw. durch sinuatriale Blockierung kommt es zum Ausfall einer Vorhoferregung und damit zu einer Pause im EKG, sofern kein Ersatzrhythmus einspringt.

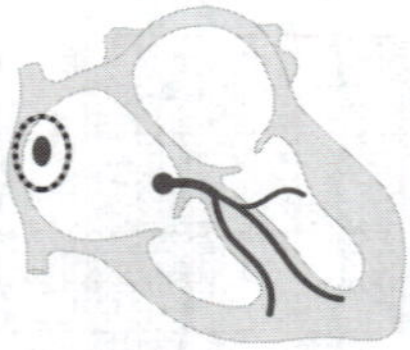

SA-Block

**Sinuatrialer Block I. Grades**

Verlängerung der sinuatrialen Leitungszeit (im Standard-EKG nicht diagnostizierbar).

**Sinuatrialer Block II. Grades**

**1. Typ Wenckebach:**

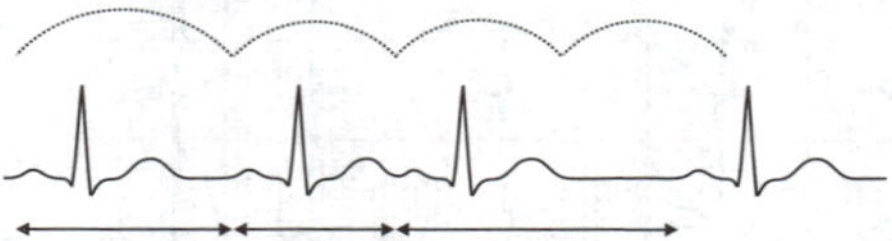

Progressive sinuatriale Leitungsverzögerung bis zum Ausfall der Überleitung. Bei gleichbleibendem PQ-Intervall werden die PP-Abstände kürzer, bis eine Pause auftritt, die kürzer ist als zwei PP-Intervalle.

**2. Typ Mobitz:**

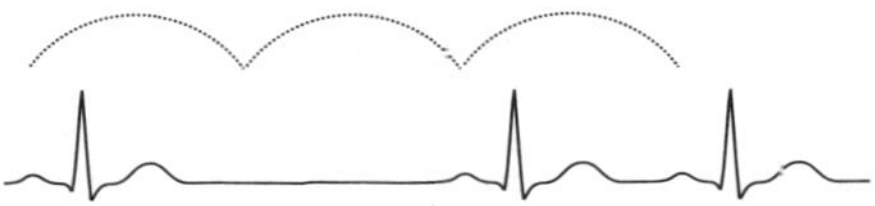

Intermittierende Pausen, die einem Vielfachen des PP-Abstands entsprechen. Ein 2:1-Block Typ Mobitz ist von einer Sinusbradykardie nicht zu unterscheiden.

**Sinuatrialer Block III. Grades**

Kompletter Block der sinuatrialen Leitung mit Herzstillstand und Ersatzrhythmus aus einem tiefergelegenen Zentrum, z.B. aus dem AV-Knoten oder dem Ventrikel.

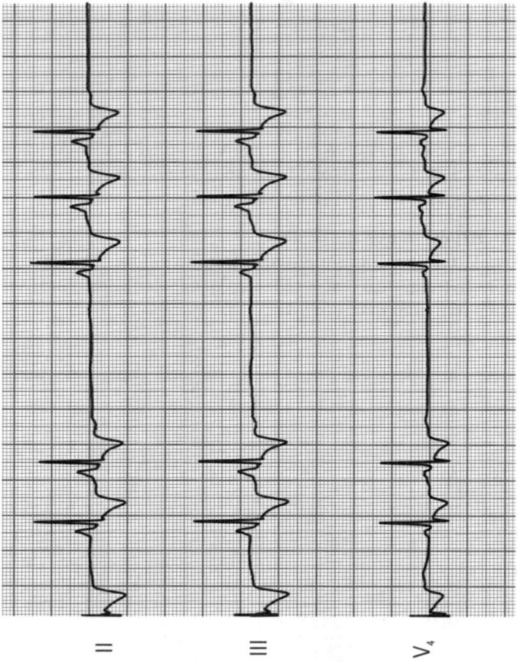


**Abb. 85** Sinuatrialer Block. Aus einem Sinusrhythmus heraus entstehen Pausen, bei denen keine P-Wellen-Aktivität erkennbar ist.

## 7.4 Reflektorische Bradykardien

### Klinik

Reflektorische Bradykardien können bis zur Synkope führen.

**Kardiale Synkopen**

- Reflexsynkope, vasovagale Synkope
  - neurokardiogene Synkope
  - hypersensitives Karotissinussyndrom
  - viszerale Reflexsynkopen

    Miktion / Schlucken / Husten / Schmerz / Defäkation
- orthostatische Synkope
- rhythmogene Synkope
- Synkope durch mechanische Obstruktion

  Aortenstenose, Myxom, Tamponade, Lungenembolie . . .

**Abb. 86** Einteilung kardialer Synkopen.

### 1. Karotissinussyndrom

**Definition**

Hyperreaktiver Karotissinusreflex mit Bradykardie (bis Asystolie) und Hypotonie.

**Pathophysiologie**

Der Reflexbogen des Karotissinussyndroms ist in **Abb. 87** dargestellt. Bei Druck auf den Karotisglomus oder auch spontan auftretend, z.B. beim scharfen Kopfwenden, wird vagal eine

Sinusbradykardie und AV-Blockierungen bis zum AV-Block III. Grades induziert. Gleichzeitig tritt eine Vasodilatation mit Blutdruckabfall ein.
Von diesem Syndrom sollte nur gesprochen werden, falls die Asystolie länger als 6 Sekunden besteht, dabei die klinische Symptomatik (Schwindel, Synkope) eintritt und die Auslösemechanismen zu diesem Syndrom passen (Synkope beim scharfen Kopfwenden).

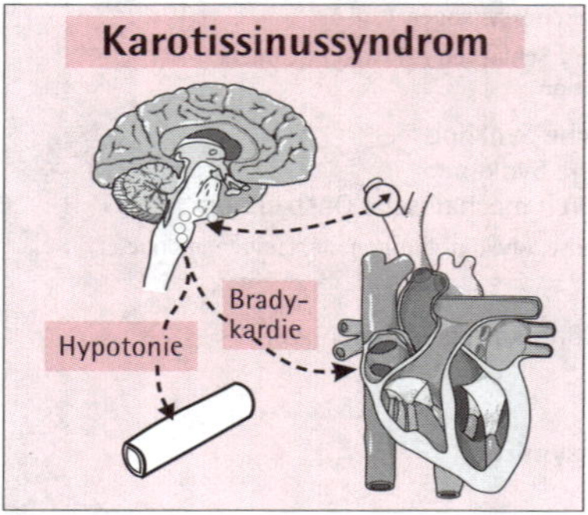


**Abb. 87** Karotissinussyndrom. Afferenzen aus dem Karotisglomus führen reflektorisch über den Nervus vagus zur Kardioinhibition mit Bradykardie und zur Hypotonie durch Vasodilatation.

### Diagnose

Der Karotisdruckversuch bei Verdacht auf hypersensitiven Karotissinus sollte beim liegenden Patienten und unter Vorsichtskautelen erfolgen: Arzt anwesend, intravenöser Zugang vorhanden, Atropin und Adrenalin griffbereit.

### Karotisdruckversuch

Der Karotisdruckversuch (**Abb. 88**) ist auch indiziert zur Abklärung supraventrikulärer Tachykardien (s. auch S. 164). Dabei besteht nicht die Gefahr symptomatischer Bradykardien (**Abb. 89**).

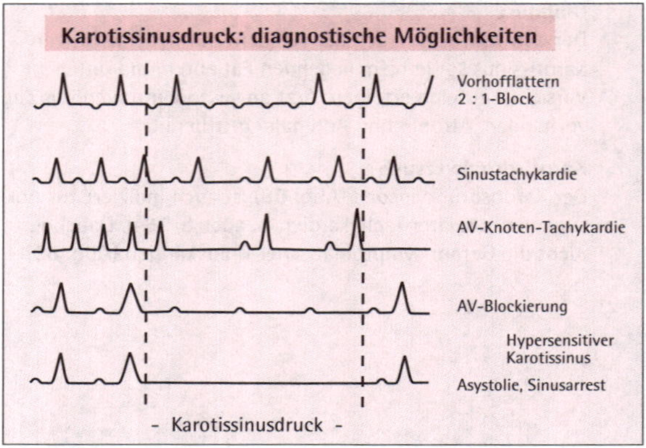


**Abb. 88** Karotisdruckversuch. Bei Sinusrhythmus dient er zum Nachweis des hypersensitiven Karotissinus (cave: potentiell gefährlich!). Bei supraventrikulärer Tachykardie dient er zur Diagnose von Vorhofflattern oder ist therapeutisch wirksam bei AV-Knoten-Tachykardie und regelmäßiger WPW-Tachykardie.

**Therapie**

Bei ausgeprägter reflektorischer Vasodilatation ist die Implantation eines Schrittmachers häufig ineffektiv!

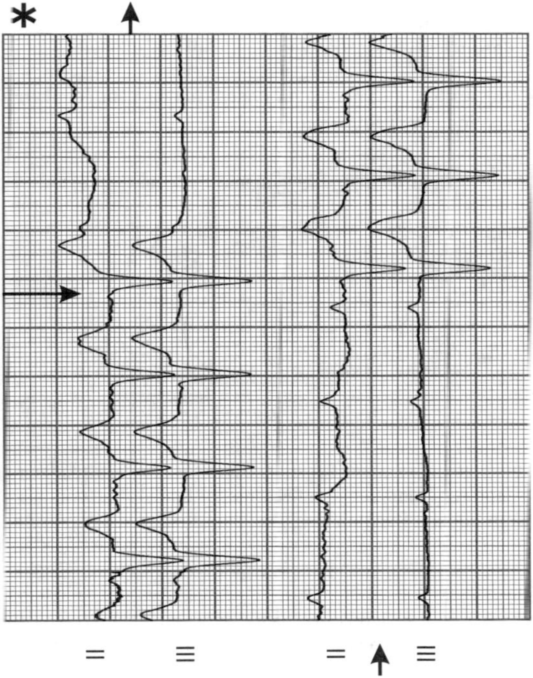


**Abb. 89** Pathologischer Karotisdruckversuch bei Karotissinussyndrom. Druck auf den Karotisglomus führt zu einer AV-Blockierung mit einer Pause von 4,8 s. Dabei Präsynkope.

### 2. Neurokardiogene Synkope

**Pathophysiologie**

Die neurokardiogene Synkope wird durch linksventrikuläre Barorezeptoren im Sinne eines „Überdruckventils" hervorgerufen (**Abb. 90**). Auch hier kommt es zur Bradykardie und zur peripheren Vasodilatation mit Hypotension.

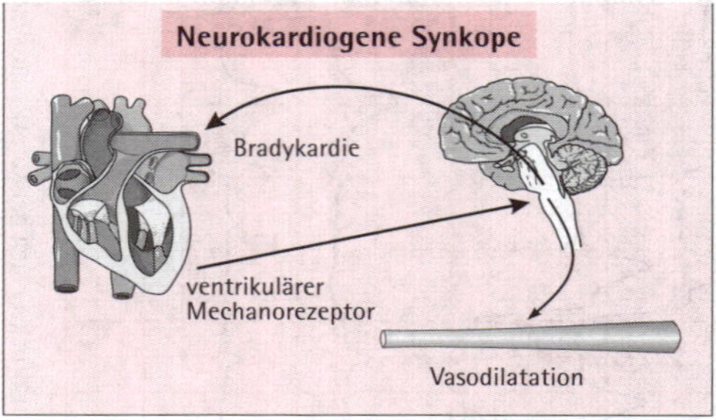


**Abb. 90** Neurokardiogene Synkope. Durch Reizung ventrikulärer Barorezeptoren kommt es zu reflektorischer Bradykardie und Vasodilatation mit Hypotonie.

**Diagnose**

Diagnostisch ist der Kipptischversuch (Synonym: Stehbrett-Versuch) hilfreich. Nach prolongiertem Stehen, evtl. auch mit Provokation durch Isoprenalin 1-5µg/min (**Abb. 91**).

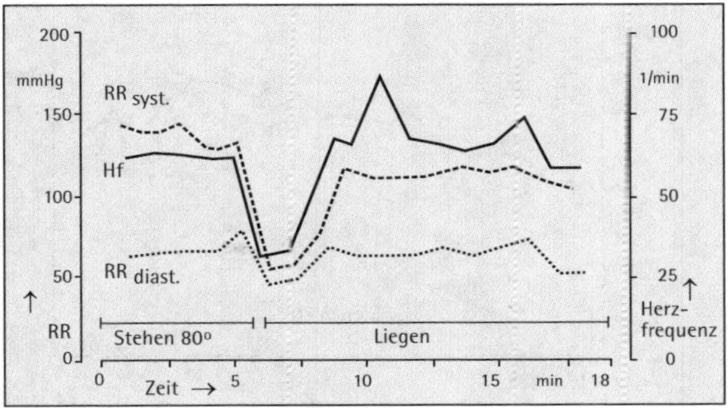


**Abb. 91** Kipptischversuch mit Isoproterenol 2 µg/min intravenös. Nach ca. 5minütigem Stehen bemerkt der Patient Schwindel und beginnende Ohnmacht. Gleichzeitig sinken sowohl systolischer als auch diastolischer Blutdruck und die Herzfrequenz. Nach dem Hinlegen verschwindet die Symptomatik und der Blutdruck normalisiert sich.

### Therapie

Schrittmacherimplantation ist häufig unwirksam, die Synkopen persistieren. Therapie der Wahl sind Betablocker (!), welche durch die negativ-inotrope Wirkung die überschießende Reaktion der Barorezeptoren bremsen **(Abb. 92)**. Alternativ kann Disopyramid eingesetzt werden (unter Ausnutzung der negativ-inotropen Wirkung dieser Substanz). Häufige Form der Synkope!

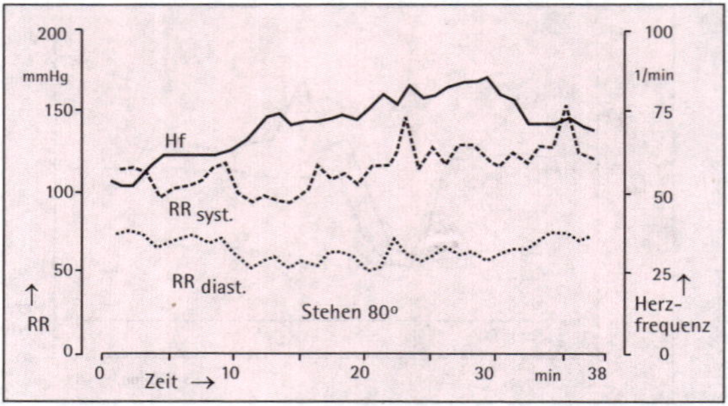


**Abb. 92** Kipptischversuch mit Isoproterenol 4 µg/min i.v. unter Metoprolol 2 x 100 mg/die (gleicher Patient wie 83). Unter Schutz des Betablockers führt prolongiertes Stehen und die Blutdrucksteigerung mit Isoproterenol nicht zur Synkope, Herzfrequenz und Blutdruck fallen nicht ab.

## 7.5 Bradykardes Vorhofflimmern

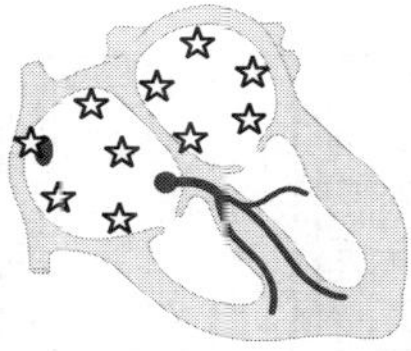
Vorhofflimmern

### Definition

Vorhofflimmern bei bradykarder Herzfrequenz (≤ 40/min) und absoluter Arrhythmie (s. auch tachykardes Vorhofflimmern, S. 156).

### EKG

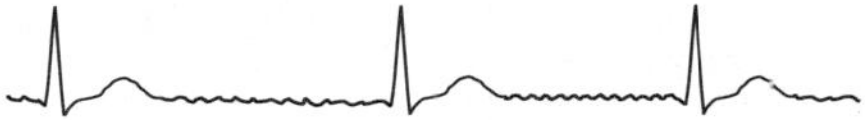

Fehlen von P-Wellen, unregelmäßig verlaufende Nullinie bei bradykarder Herzfrequenz (≤ 40/min) und absoluter Arrhythmie.

### Ursache

Meist besteht eine schwere Herzerkrankung oder ein Sinusknotensyndrom (S. 189).

### Therapie

Bevor ein Schrittmacher erwogen wird, sollten alle Medikamente, die die AV-Überleitung verzögern (Betablocker, Kalziumantagonisten vom Verapamiltyp, Digitalis) abgesetzt sein. Procedere s. **Abb. 102**, S. 158.

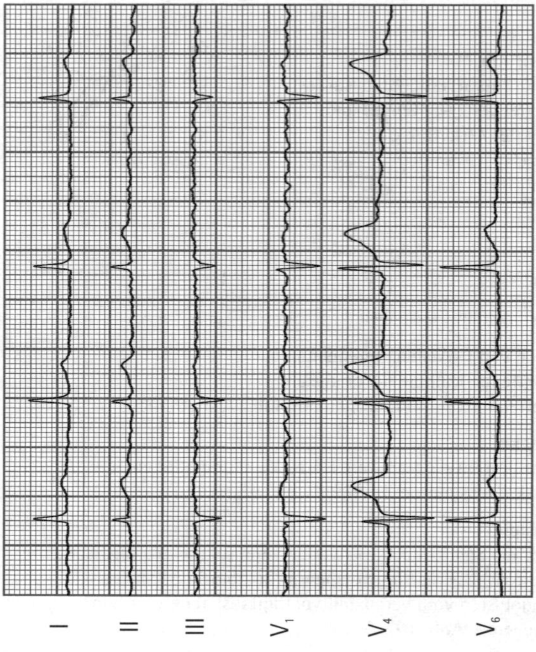


**Abb. 93** Bradykardes Vorhofflimmern. Man erkennt eine absolute Arrhythmie sowie feine Flimmerwellen vor allem in $V_1$. Meist auf dem Boden einer schweren kardialen Grunderkrankung.

## 7.6 Anti-bradykarde Herzschrittmacher

### Allgemeines

Ein Herzschrittmacher ist bei symptomatischen bradykarden Rhythmusstörungen indiziert. Man unterscheidet Ein-Kammer-Systeme (stimulieren Vorhof *od.* Kammer) und Zwei-Kammer-Systeme (stimulieren nach Bedarf Vorhof *u.* Kammer).
Herzschrittmacher arbeiten üblicherweise nur bei Bedarf:
über die Sensing-Funktion wird festgestellt, ob eine natürliche Herzaktion zum rechten Zeitpunkt erfolgt. Falls ja, wird die Pacing-Funktion unterdrückt, andernfalls ein Stimulationsimpuls abgegeben.
Moderne Schrittmacher können auch bei sehr schneller Herzaktion einen Mode-Switch durchführen, der Fehlstimulationen verhindert.
In jedem Fall ist die max. stimulierte Herzfrequenz durch eine programmierbare obere Grenzfrequenz limitiert.

### Codierung

Im Schrittmachercode wird die Stimulation an Position 1
(V = Kammer, A = Vorhof D = Vorhof und Kammer),
die Pacing-Funktion an Position 2 (s.o.) angegeben.
Beispiel: D an 2. Position besagt, dass ein Herzschrittmacher im Vorhof und im Ventrikel überwacht. (s. a. Abb.)

### Fehlfunktionen

Man unterscheidet Pacing- und Sensing-Defekte.
daneben können bei Zwei-Kammer-Systemen schrittmachervermittelte Tachykardien auftreten.

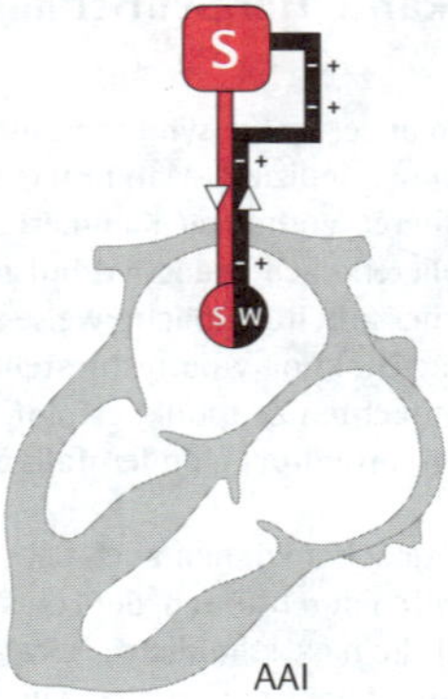


**Abb. 94 Herzschrittmachertypen**
In den folgenden Abb. sind verschiedene Schrittmachersysteme dargestellt. W/schwarze Linien symbolisieren den Wahrnehmungskreis, S/rote Linien den Stimulationskreis. Die Plus- u. Minuszeichen symbolisieren - je nach Eigenaktion des Herzens - Hemm- od. Stimulationsimpulse im Wahrnehmungskreis.

**AAI:** Vorhofstimulation nach Bedarf durch Vorhof inhibiert.

D.h. Nimmt der Sensor des Wahrnehmungskreises eine Eigenerregung des Vorhofes wahr, leitet er keinen Impuls weiter (-), Folglich wird kein Impuls im Stimulationskreis generiert. Nimmt der Wahrnehmungssensor keine eigene Herzaktion war, sendet der Sensor (W) über den Wahrnehmungskreis einen positiven Impuls (+). Dadurch wird im Stiumlationskreis ein Impuls generiert, der zum Vorhof geleitet wird und eine Herzaktion hervorruft.

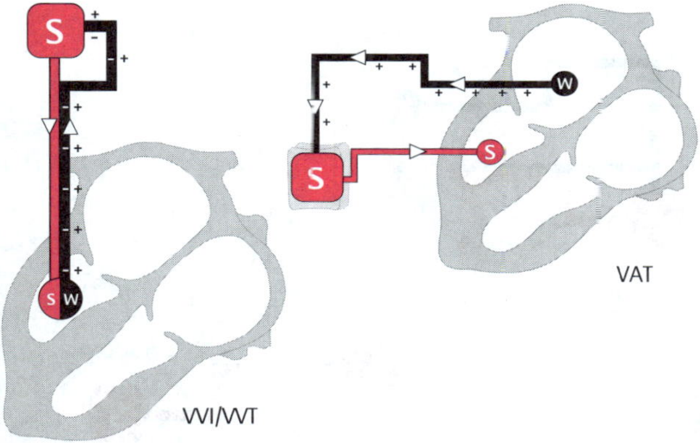


**Abb. 95 VVI/VVT, VAT**

**VVI/VVT:** Kammerstimulation nach Bedarf durch Kammer inhibiert bzw. Kammerstimulation nach Bedarf durch Kammer getriggert.

D.h. nimmt der Sensor des Wahrnehmungskreises eine Eigenerregung der Kammer wahr, leitet er keinen Impuls weiter (-), der Stimulator generiert keinen Impuls. Nimmt der Wahrnehmungssensor keine eigene Herzaktion der Kammer war, sendet der Sensor (W) über den Wahrnehmungskreis einen positiven Impuls (+). Dadurch entsteht in der Herzkammer ein Impuls.

**VAT:** Vorhofsynchr. Kammerstimulation, Kammer inhibiert nicht.

D.h. der Sensor des Wahrnehmungskreises leitet die Vohoferregungen an den Stimulationsggenerator weiter (+), dadurch entstehen vorhofsynchrone Impulse, die an die Herzkammer weitergeleitet werden. Bei Eigenerregung der Kammer wird die vorhofsynchrone Kammererregung nicht inhibiert.

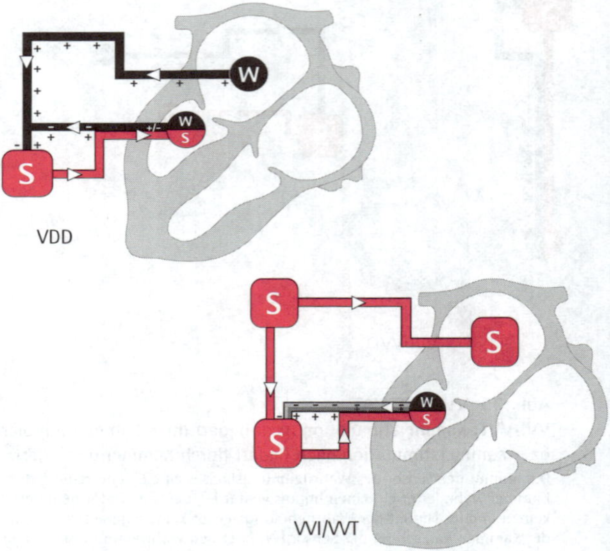


**Abb. 96 VDD, DVI**
**VDD:** Vorhofsynchrone Kammerstimulation nach Bedarf durch Kammer inhibiert. Siehe VAT, zusätzlich wird die vorhofsynchrone Kammererregung bei Eigenerregung der Kammer gehemmt.
**DVI** sequentielle Vorhof- und Kammerstimulation nach Bedarf durch Kammer inhibiert.

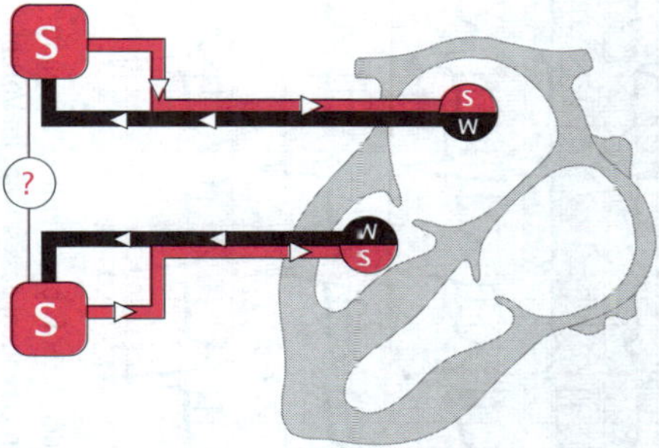


**Abb. 97 DDD**

nach Bedarf automatischer Funktionswechsel zwischen
- reiner Vorhofstimulation
- sequentieller Vorhof- und Kammerstimulation
- vorhofsynchroner Kammerstimulation
- Inhibierung auf Vorhof- und /oder Kammerebene

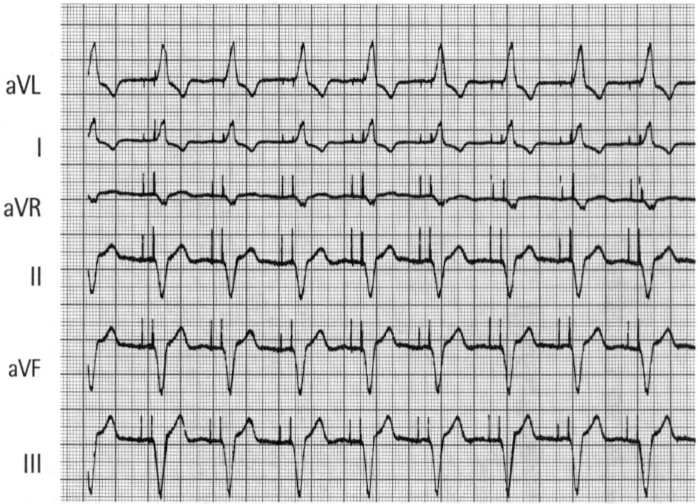


**Abb. 98** Schrittmacherspikes zum Zeitpunkt der Vorhof- bzw. Ventrikelerregung DDD-Stimulation: 2 Schrittmacherspikes lassen erkennen, dass sowohl im Vorhof wie auch in der Kammer stimuliert wird.

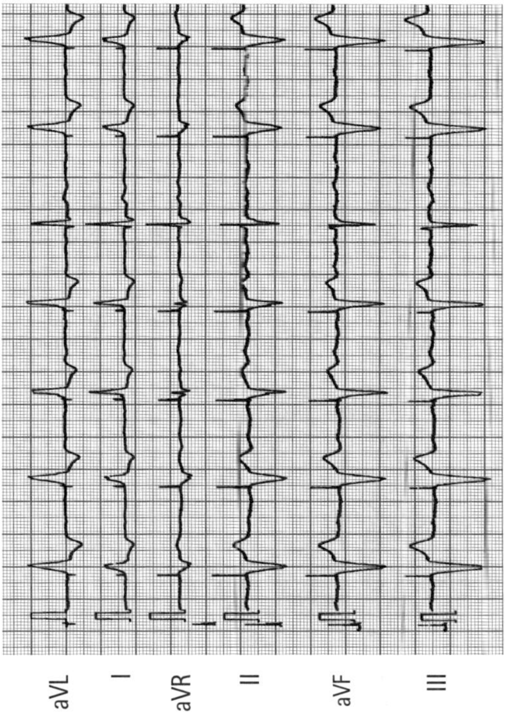


**Abb. 99 VVI-Pacing:** es erfolgt eine Ventrikelstimulation bei Grundrhythmus Vorhofflimmern.

# 8. Tachykarde Herzrhythmusstörungen

## 8.1 Allgemeines

**Einteilung**
Hinsichtlich Prognose und Therapie unterscheidet man zwischen supraventrikulären Tachykardien und ventrikulären Tachykardien.

**Supraventrikuläre Tachykardien** weisen sich i.d.R. durch einen schmalen QRS-Komplex (< 0,12 s) aus. Verbreiterte QRS-Komplexe können aber bei einem gleichzeitig bestehenden Schenkelblock bestehen. Die nähere Differenzierung erfolgt anhand der Lage der P-Welle zum QRS-Komplex (**Abb. 100**).

**Kammertachykardien** haben immer einen verbreiterten QRS-Komplex ( ≥ 0,12 s), außer bei dem seltenen Fall des Ursprungs im His-Bündel.

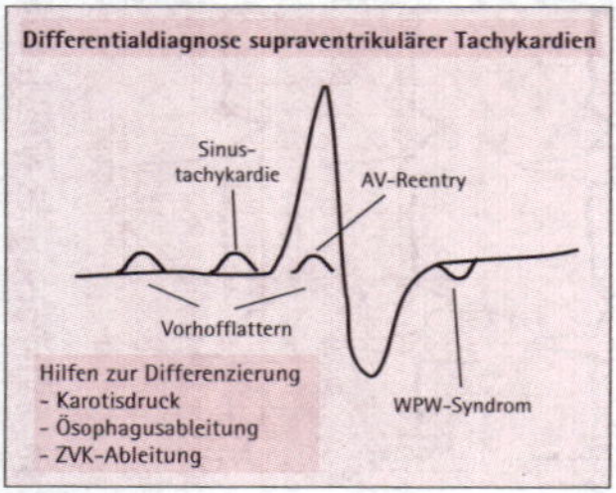


**Abb. 100** Differentialdiagnose supraventrikulärer Tachykardien anhand der P-Welle

## 8.2 Sinustachykardie

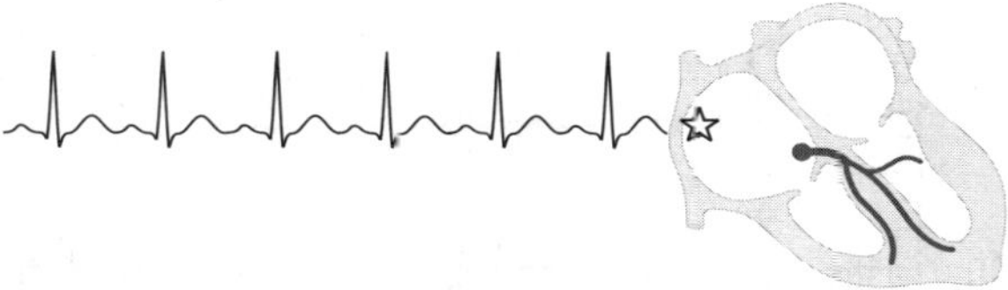

### Definition
Supraventrikuläre Tachykardie mit einer Sinusfrequenz > 90/min.

### Ursachen
primär: inadäquate Sinustachykardie, in einzelnen Fällen durch Kreiserregung im Bereich des Sinusknotens.
sekundär: bei Hyperthyreose, Hypovolämie, Herzinsuffizienz, Medikamenten (z.B. Theophyllin, Katecholaminen, Reflextachykardie bei Nifedipin etc.).

### Therapie
Die seltene primäre Sinustachykardie kann mit Betablockern behandelt werden. Bei Sinusknoten-Reentry ist in schweren, intraktablen Fällen eine Radiofrequenzablation im Sinusknotenbereich erfolgreich gewesen. Die sekundäre Sinustachykardie sollte kausal therapiert werden.

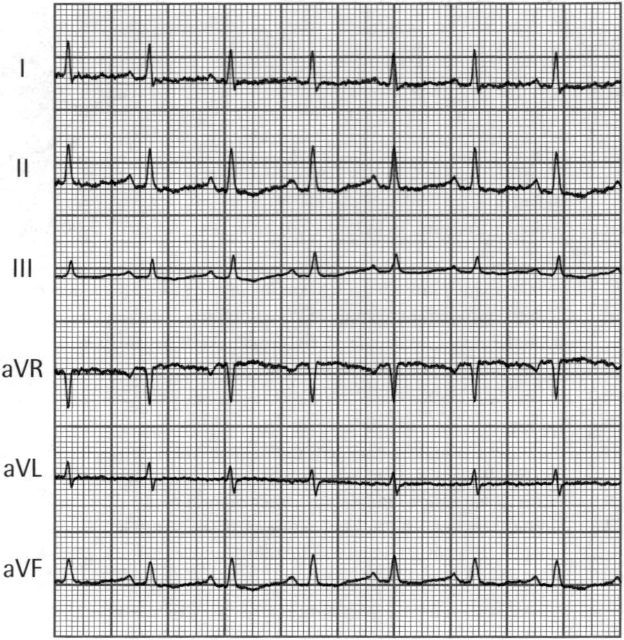


**Abb. 101** Sinustachykardie. Die P-Welle ist in den Ableitungen I, II und III positiv.

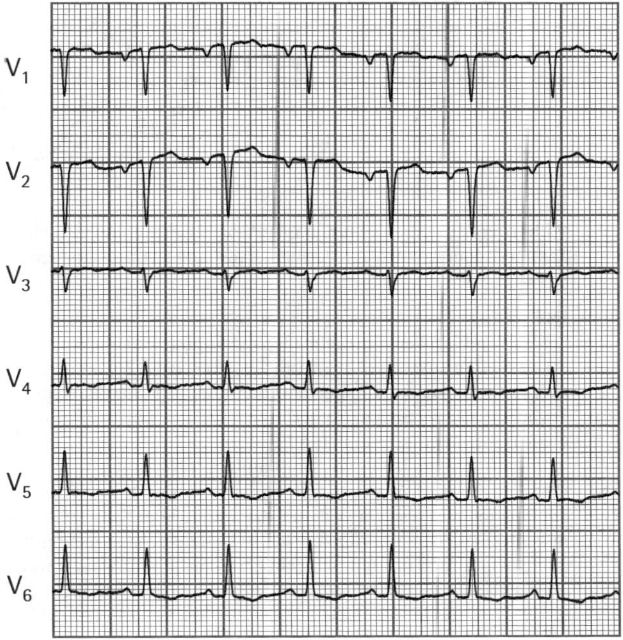
V1
V2
V3
V4
V5
V6

## 8.3 Tachykardes Vorhofflimmern

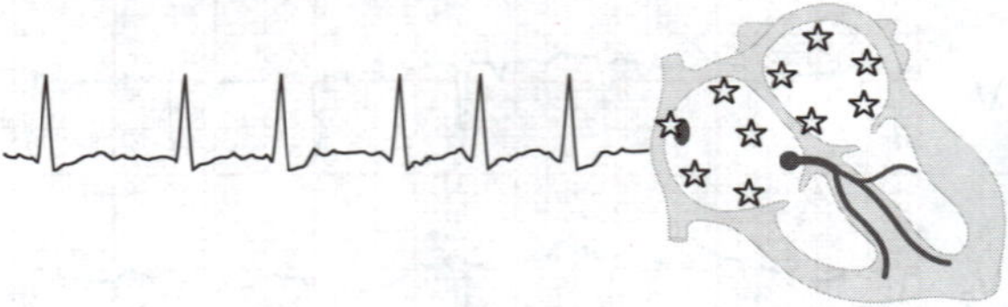

**Definition**

Vorhoffrequenz von > 300/min mit absoluter Arrhythmie bei einer Kammerfrequenz > 90/min (s. auch bradykardes Vorhofflimmern, S. 143).

**EKG**

Fehlen von P-Wellen, unregelmäßig verlaufende Nullinie.
Die QRS-Komplexe sind i.d.R. schmal (s. **Abb. 106**). Bei breitem QRS-Komplex kommen folgende Differentialdiagnosen in Frage:

- vorbestehender Schenkelblock
- aberrante Leitung über den AV-Knoten
- Vorhofflimmern bei WPW-Syndrom (s. S. 175)

Cave: Häufig wird aberrante Leitung mit verbreitertem Kammerkomplex als ventrikuläre Extrasystolie oder Kammersalven missinterpretiert. Vorhofflimmerwellen sind manchmal recht gut, manchmal jedoch nur sehr schlecht erkennbar. Die Diagnose wird über die absolute Arrhythmie der Kammerkomplexe gestellt.

**Therapie**

Das Vorgehen ist als Stufenschema in **Abb. 102** dargelegt.

**1. Regularisierung der Herzfrequenz:**
Bei tachykardem Vorhofflimmern steht die Frequenzkontrolle an 1. Stelle. Diese wird durch die Gabe von Digitalisglykosiden, Kalzium-Antagonisten vom Verapamiltyp u. Betablockern erreicht. Die ersten beiden Medikamente sind bei WPW-Syndrom mit Vorhofflimmern kontraindiziert (s. **Abb. 118**, S. 184).

**2. Antikoagulation**
Nach Lehrbuch wird vor Konversion von Vorhofflimmern, das länger als drei Tage besteht, eine Antikoagulation mit Heparin oder Marcumar® für drei Wochen vorgeschaltet. In geeigneten Fällen (**Abb. 103**) ist die transösophageale Echokardiographie (TEE) – bei guter Qualität und bei guter Einsehbarkeit des Vorhofs – dazu geeignet, einen linksatrialen Thrombus auszuschließen, sodass die Rhythmisierung sofort durchgeführt werden kann.
Auch nach erfolgreicher Kardioversion muss für 4 – 6 Wochen die Antikoagulation fortgeführt werden, da trotz Sinusrhythmus zunächst die Pumpfunktion der Vorhöfe stark beeinträchtigt ist. Gelingt die Konversion zu Sinusrhythmus nicht, ist eine dauerhafte Embolieprophylaxe erforderlich (**Abb. 104**): Patienten mit hohem Embolierisiko bekommen hochdosiert Marcumar®, bei geringerem Risiko mit nachgewiesener Herzerkrankung niedrig dosiert Marcumar® oder ASS 300 mg pro Tag.
Idiopathisches Vorhofflimmern („lone atrial fibrillation") mit normal großem linken Vorhof benötigt im Alter < 60 Jahren keine Embolieprophylaxe, im Alter darüber ist ASS 300 mg täglich zu empfehlen.

### 3. Gründe gegen Rhythmisierung

Bei Patienten mit schwerer kardialer Grunderkrankung (Zustand nach Herzinfarkt, hochgradige dilat. Kardiomyopathie, schwere Mitralvitien) sollte eine Rhythmisierung nur in Einzelfällen versucht werden. Die Akuteffektivität u. der Langzeiterhalt von Sinusrhythm. sind gering, die Gefahr proarrhythmischer Wirkungen dagegen hoch (s. Proarrhythmie, S. 212). Zudem besteht nur geringe Aussicht auf dauerhaften Sinusrhythmus bei schon über 12 Mon. bestehendem Vorhoffl. u. ausgeprägter Vergrößerung des li. Vorhofs.

### 4. Rhythmisierung

In geeigneten Fällen kann eine Rhythmisierung zu Sinusrhythmus durch Elektrokardioversion od. durch die Gabe von Antiarrhythmika versucht werden (Klasse I und III). Zur Rezidivprophylaxe n. erfolgreicher Rhythmisierung sind häufig Antiarrhythmika erforderl..

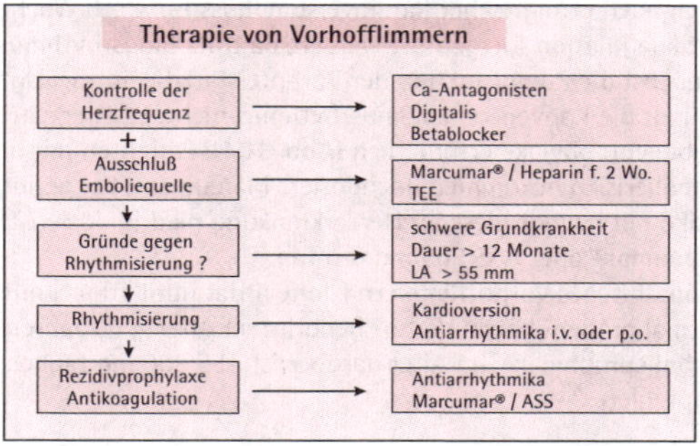


**Abb. 102** Stufenschema der Therapie von Vorhofflimmern.

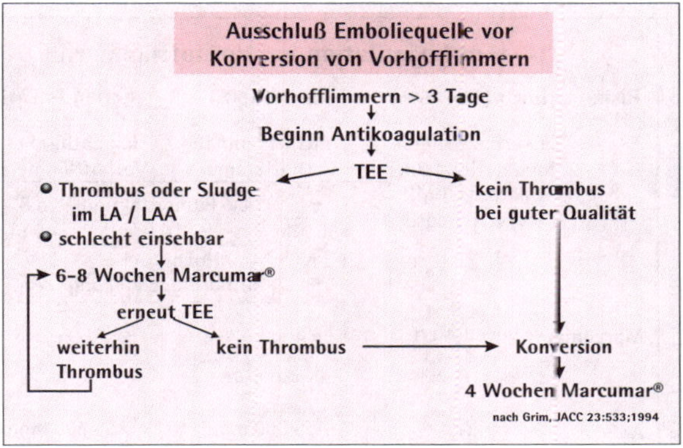


**Abb. 103** Ausschluss einer kardialen Emboliequelle vor Kardioversion bei Vorhofflimmern. Bei Ausschluss eines Thrombus mit transösophagealer Echokardiographie und guter Ableitqualität (LA < 50 mm!) kann die Kardioversion ohne 14tägige Antikoagulationsphase durchgeführt werden. Bei großem Vorhof und schlechter Beurteilbarkeit empfiehlt sich konservatives Vorgehen mit prolongierter Antikoagulation.

**Antikoagulation bei Vorhofflimmern**

| Risiko | hoch (10–15%) | mittel (5%) | gering (<1%) |
|---|---|---|---|
| | Z.n. arter. Embolie<br>Rheum. Herzfehler<br>Dilatative CMP<br>Hyperthyreose | nicht rheumat.<br>Vorhofflimmern | idiopathisches<br>Vorhofflimmern |
| | | ↓ LV-Pumpfunktion | o.B. |
| | | >50 mm ◄ LA ► | <40 mm |
| | | + Hochdruck | ∅ |
| | | + Mitralringverkalkung | ∅ |
| Marcumar® | hochdosiert<br>INR 3.0–4.5<br>Quick 15–25% | niedrigdosiert<br>INR 1.5–2.5<br>Quick 30–40% | ∅<br>oder |
| ASS | ∅ | ASS 300 mg/d | ASS 300 mg/d |

**Abb. 104** Antikoagulation bei chronischem Vorhofflimmern.

**Vorsichtsmaßnahmen bei ambulanter Rhythmisierung von Vorhofflimmern**

**Ausschluß von Risikopatienten!**

- keine Klasse I bei Grundkrankheit KHK
- Cave: hohe Antiarrhythmika-Dosen
- Diuretika möglichst meiden
- Kontrolle der Elektrolyte, evtl. substituieren ($K^+$, $Mg^{2+}$)
- tägliches EKG
- Langzeit-EKG nach 1–2 Wochen
- ausreichende Antikoagulation

**Abb. 105** Vorsichtsmaßnahmen bei ambulanter Rhythmisierung von Vorhofflimmern.

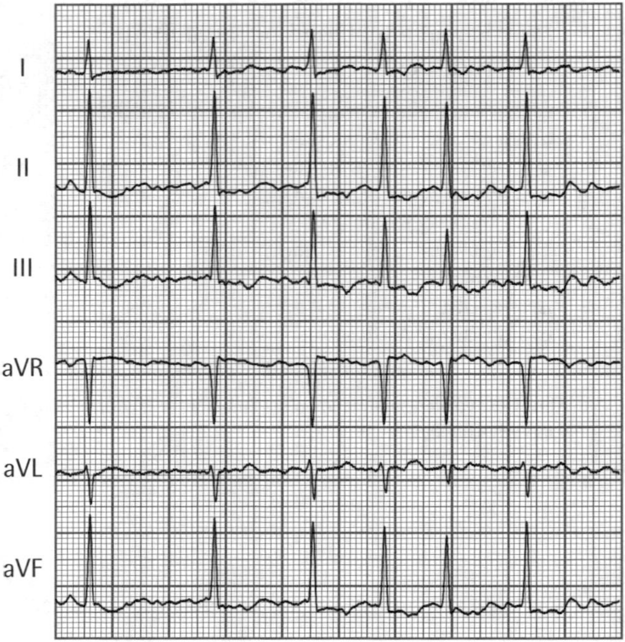


**Abb. 106** Tachykardes Vorhofflimmern mit absoluter Arrhythmie. Die mittlere Herzfrequenz beträgt > 90/min

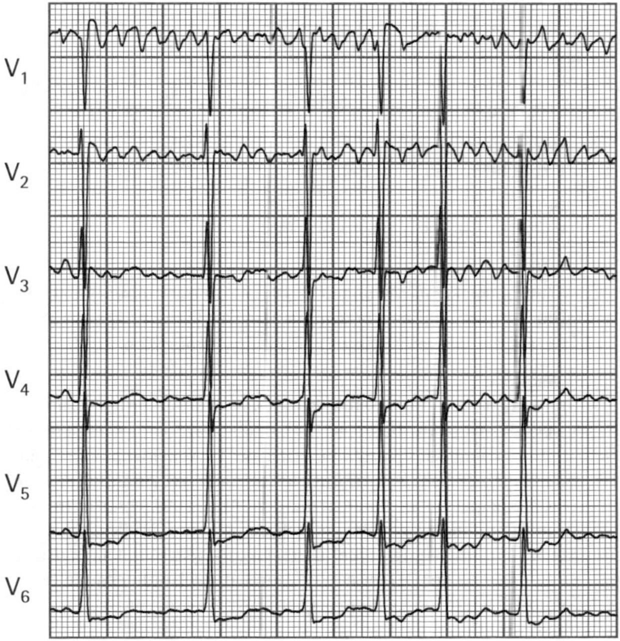
V1
V2
V3
V4
V5
V6

## 8.4 Vorhofflattern

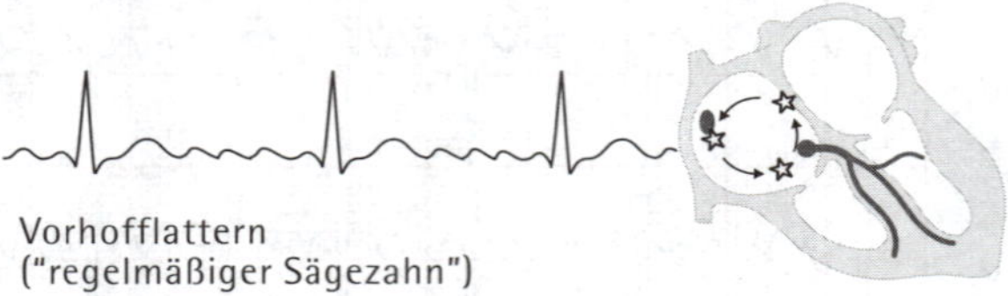

Vorhofflattern
("regelmäßiger Sägezahn")

**Definition**
Vorhoffrequenz von 240/min – 300/min.

**EKG**
Sägezahnartige P-Wellen mit regelmäßiger oder unregelmäßiger Überleitung über den AV-Knoten. Bei 2:1-Überleitung besteht Gefahr der Verwechslung mit Sinustachykardie (**Abb. 107**).

**Diagnose**
Im Falle der 2:1-Überleitung ist der Karotisdruckversuch diagn. wegweisend (**Abb. 108**, s. S. 137). Durch verzögerte Kammerüberleitung kommt das Sägezahnmuster der P-Wellen zum Vorschein. Bei Ineffizienz des Karotisdruckversuchs kann Adenosin 6 – 12 mg i.v. als diagn. Test verabreicht werden (**Abb. 109**). Vohofflattern vom "Common type" zeichnet sich durch neg. P-Wellen, Vohofflattern vom "uncommon type" durch pos. P-Wellen in II, III, aVF aus. Cave: Wegen der Gefahr der 1:1 Überleitung ist unbehandeltes Vorhofflattern ein kardiologischer Notfall!

**Therapie der Wahl:**
Isthmus-Ablation m. Radiofrequenzenergie, v.a. bei "common type". (Entgegen früherer Ansicht Embolieprophylaxe empfohlen)

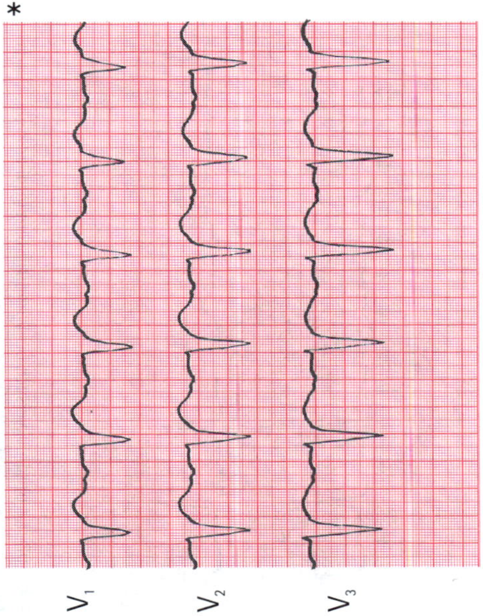


**Abb. 107** Vorhofflattern mit 2:1-Überleitung. Auffallend ist die Lage der P-Welle in der Mitte zwischen 2 QRS-Komplexen, durch Überlagerung mit der T-Welle nicht eindeutig abgrenzbar.

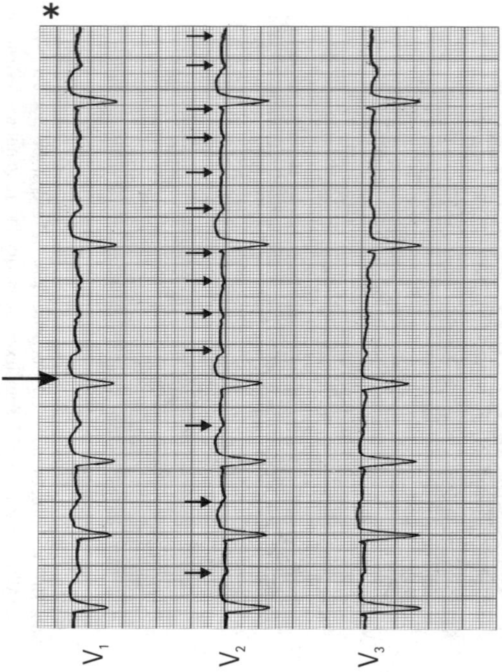


**Abb. 108** Karotisdruckversuch bei Vorhofflattern (großer Pfeil). Durch Vaguswirkung wird die AV-Überleitung gebremst und zusätzliche P-Wellen (kleine Pfeile) werden sichtbar.

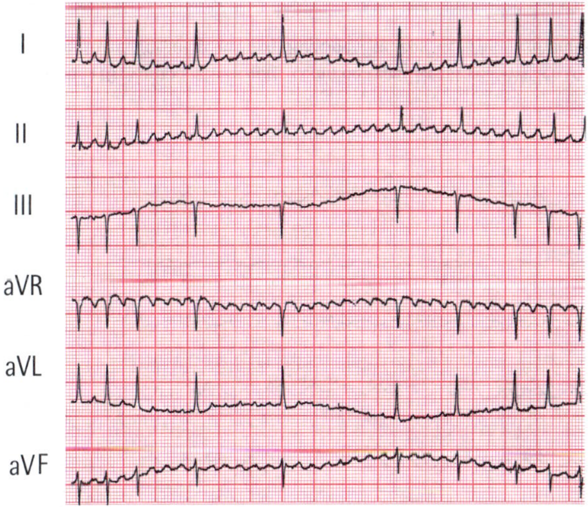


**Abb. 109** Adenosin-Bolus 12 mg i.v. bei Vorhofflattern mit 2:1 Überleitung. Links ist eine regelmäßige Tachykardie erkennbar. Adenosin führt zur temporären AV-Blockierung mit Hervortreten des Sägezahnmusters von Vorhofflattern. Nach 10 s ist die Ausgangssituation wiederhergestellt (rein diagnostischer Test!).

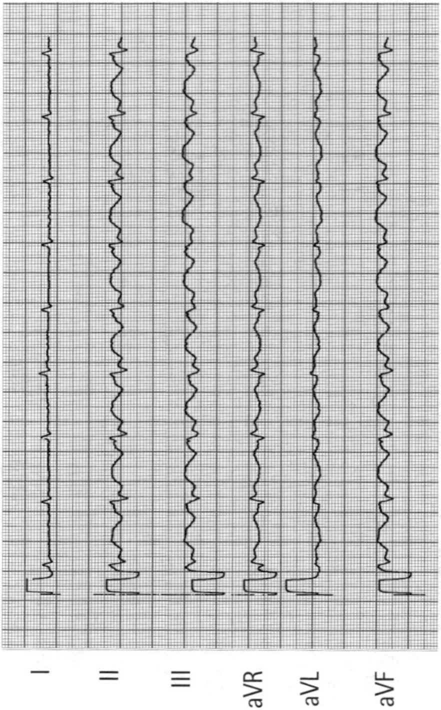


**Abb. 110** Vorhofflattern vom "common type". Negative P-Wellen in II, III, aVF. Reentry im Vorhof gegen den Uhrzeiger. Therapie der Wahl: Isthmusablation.

## 8.5 AV-Knoten-Tachykardie

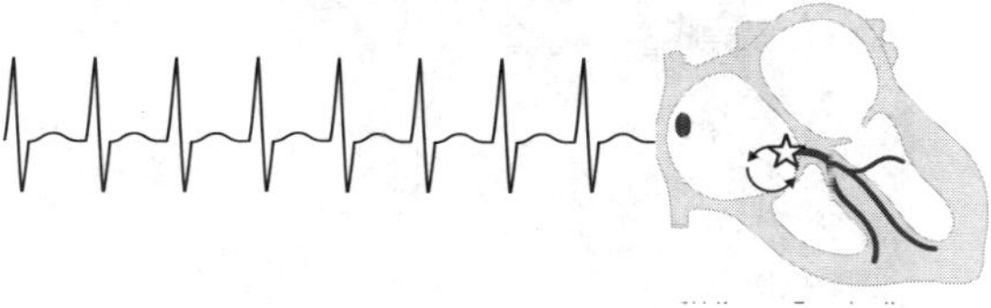

### Definition
Häufige Form einer supraventrikulären Tachykardie.

### Epidemiologie
Frauen sind bevorzugt von AV-Knoten-Tachykardien befallen.

### Pathophysiologie
Die Tachykardie entsteht durch kreisende Erregung über eine langsame Leitungsbahn des AV-Knotens (slow pathway), und zurück über eine schnell leitende Bahn (fast pathway). Bei atypischem AV-Reentry läuft die Erregung andersherum (**Abb. 111**).

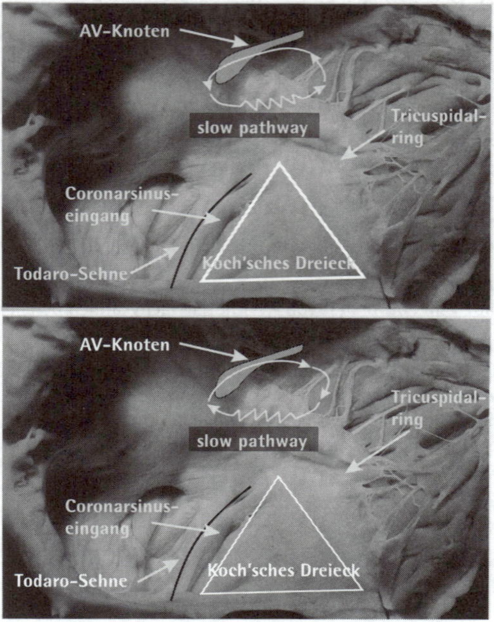


**Abb. 111** AV-Knoten-Tachykardie. Im typischen Fall (oben) wird die Erregung über die langsame Bahn Richtung Ventrikel und über die schnelle Bahn retrograd geleitet. Im atypischen Fall (unten) läuft die Erregung andersherum.

## EKG

Schmale QRS-Komplexe. Die P-Wellen sind im QRS-Komplex verborgen und im Oberflächen-EKG meist nicht erkennbar (manchmal in der frühen ST-Strecke und dem QRS-Komplex). Es kann zu tachykardiebedingten Erregungsrückbildungsstörungen und ST-Streckensenkungen kommen.

## Therapie

Gutes Ansprechen auf intravenöse Gabe von Verapamil und Adenosin. Im chronischen Verlauf können Vagusmanöver (Karotisdruck, Bulbusdruck, Eiswasser schlucken) versucht werden, bei Ineffizienz Medikamente (Verapamil, Antiarrhythmika). Heilung ist möglich durch Radiofrequenzablation der langsamen Erregungsbahn (Schrittmacherpflichtigkeit nur in seltenen Fällen) oder der schnellen Leitungsbahn (häufiger Schrittmacherpflichtigkeit).

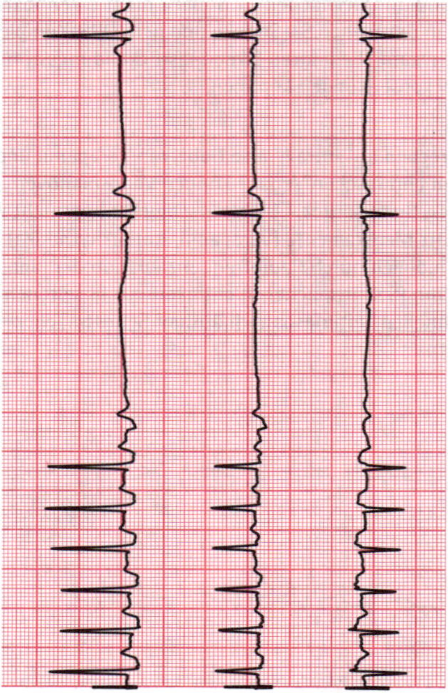

**Abb. 112** Unterbrechung einer AV-Knoten-Tachykardie mit Adenosin 12 mg i.v. als Bolus. Innerhalb weniger Sekunden springt die supraventrikuläre Tachykardie mit schmalem QRS-Komplex ohne erkennbare P-Wellen in Sinusrhythmus um.

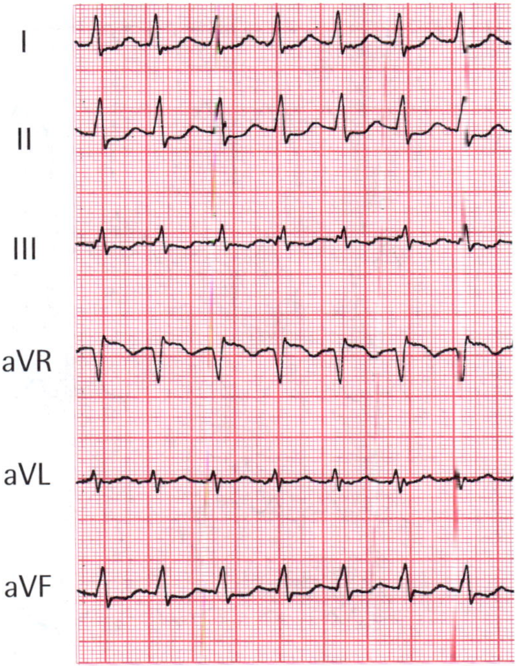


**Abb. 113** AV-Knoten-Tachykardie. P-Wellen sind nicht erkennbar. Tachykardiebedingt kommt es zur

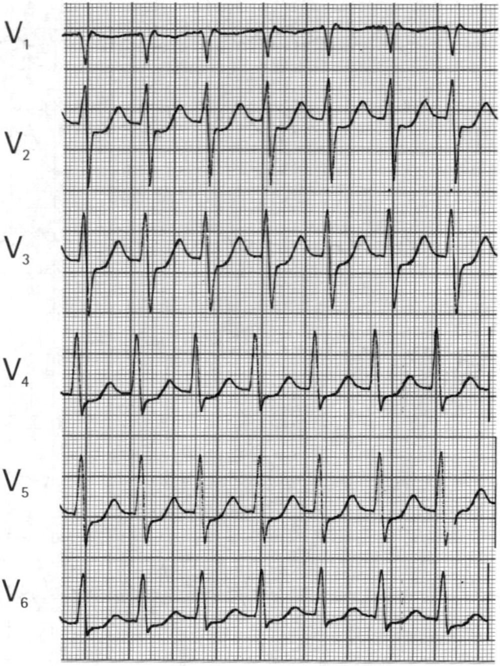


ST-Streckensenkung $V_2$ – $V_6$. Der QRS-Komplex ist schmal (< 0,12 s).

## 8.6 WPW-Syndrom

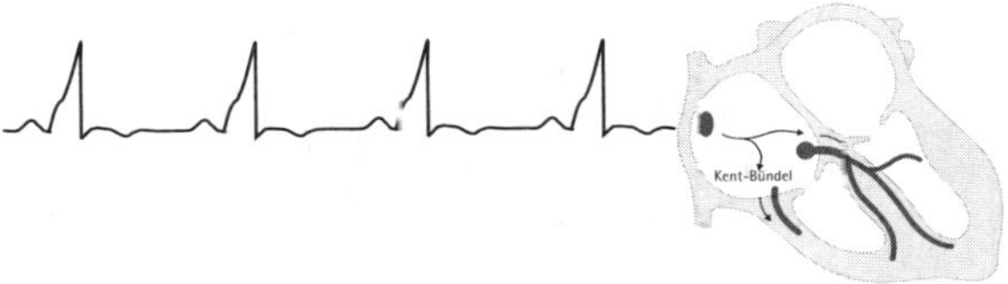


### Definition

Das WPW-Syndrom ist ein angeborenes Präexzitationssyndrom mit vorzeitiger Erregung der Kammer über eine akzessorische Leitungsbahn.

### Pathophysiologie

Ein zusätzliches Muskelbündel, das Kent-Bündel, leitet als „Kurzschluss" Erregung vom Vorhof auf die Kammer über.
Die Erregung über das Kent-Bündel erreicht das Herz schneller als die Erregung über den verzögernden AV-Knoten und das His-Bündel, sodass Teile des Herzens vorzeitig erregt werden (Präexzitation). Der übrige Teil des Herzens wird auf normalem Wege erregt. Durch das Vorhandensein zweier elektrischer Verbindungen zwischen Vorhöfen und Kammern kann es zu verschiedenen Rhythmusstörungen kommen.
Diese sind in **Abb. 114** dargestellt.

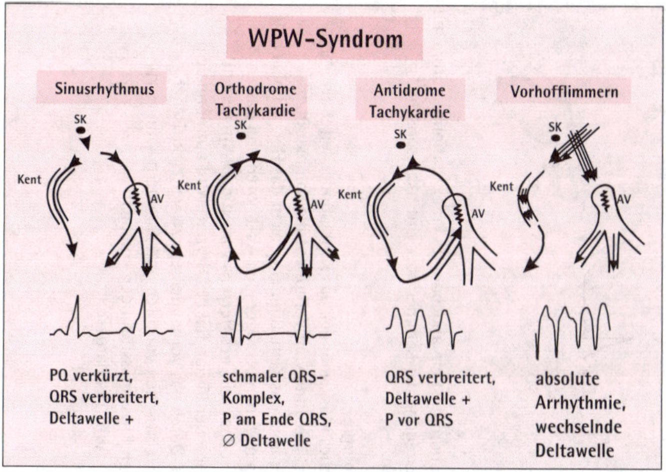


**Abb. 114** Formen der Rhythmusstörungen bei WPW-Syndrom. Eine Deltawelle ist immer dann erkennbar, wenn die Erregung vom Vorhof über die akzessorische Bahn auf den Ventrikel geleitet wird.

## EKG

Bei Sinusrhythmus kommt es zum typischen EKG-Bild mit verkürztem PQ-Intervall, Deltawelle und einem verbreiterten QRS-Komplex. Die Deltawelle (als langsamer Aufstrich des QRS-Komplexes) ist Ausdruck der vorzeitigen Erregung der Kammern. Der weitere Verlauf des QRS-Komplexes ist entsprechend der regelrechten Exzitation über den AV-Knoten normal geformt. Die Deltawelle bei Sinusrhythmus kann zur Lokalisation der akzessorischen Bahn herangezogen werden (**Abb. 115**). Entsprechend der veränderten Depolarisation des Herzens kommt es auch zu einer veränderten Repolarisation, es können also Erregungsrückbildungsstörungen hinzutreten (**Abb. 116**). Allgemein gilt, dass bei WPW-Syndrom eine Deltawelle vorliegt, wenn die akzessorische Bahn antegrad (d. h. vom Vorhof zur Kammer) Erregungswellen leitet. Bei „verborgenem WPW-Syndrom" fehlt die Deltawelle, da lediglich eine retrograde Leitung über die akzessorische Bahn erfolgt. Supraventrikuläre Tachykardien können trotzdem auftreten (**Abb. 117**).

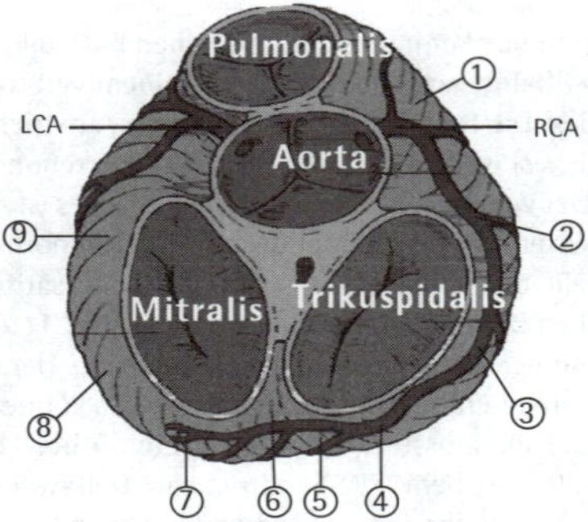


| | | I | II | III | AVF | $V_1$ | $V_2$ | $V_3$ | $V_5$ | $V_6$ |
|---|---|---|---|---|---|---|---|---|---|---|
| | 1 | | + | ± | + | | | | | |
| | 2 | | + | ± | ± | | − | $\overline{\pm}$ | | |
| re | 3 | + | ± | | ± | $\overline{\pm}$ | ± | | | |
| | 4 | | | | | | | | + | + |
| | 5 | | − | − | − | | | | | |
| Septum | | | | | | | | | | |
| | 6 | | | | | | | | | |
| | 7 | | | | | | + | + | | |
| li | 8 | $\overline{\pm}$ | ± | ± | ± | + | | | ± | $\overline{\pm}$ |
| | 9 | $\overline{\pm}$ | + | + | + | | | | + | + |

**Abb. 115** Lokalisation akzessorischer Bahnen anhand der Deltawelle im Oberflächen-EKG. Der Querschnitt zeigt die möglichen Lokalisationen im AV-Ring. + bedeutet positive Deltawelle (- neg. Deltawelle in der entsprechenden Ableitung.)

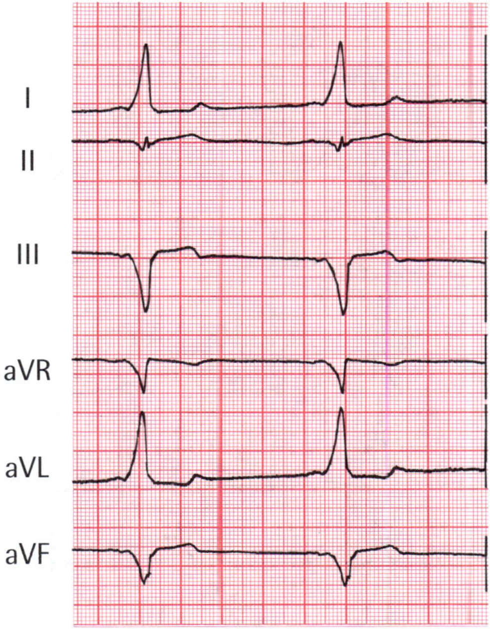


**Abb. 116** WPW-Syndrom bei Sinusrhythmus. Die PQ-Zeit ist verkürzt, der QRS-Komplex über 0,12 s verbreitert durch eine deutliche Deltawelle. Dazu treten Erregungsrückbildungs-

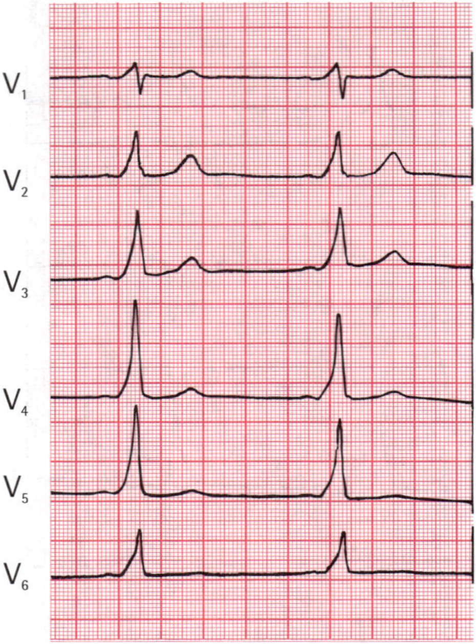


störungen, bedingt durch die akzessorische Bahn. Eine negative Deltawelle in III und aVF kann eine Q-Zacke wie bei Hinterwandinfarkt vortäuschen (Pseudo-Q. Schreibung 50 mm/s).

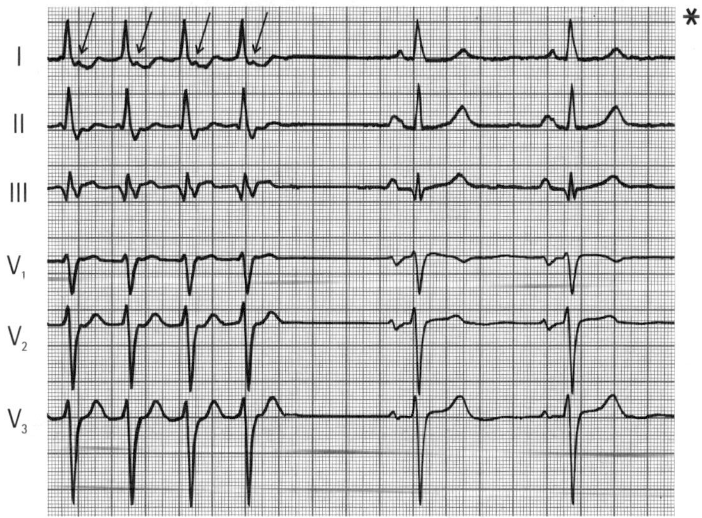


**Abb. 117** Orthodrome Tachykardie bei WPW-Syndrom am Übergang zu Sinusrhythmus. Während Tachykardie ist der QRS-Komplex schmal, die P-Welle findet sich am Ende des QRS-Komplexes. Unterbrechung der Tachykardie mit Adenosin 12 mg i.v. Während Sinusrhythmus ist keine Deltawelle erkennbar (verborgenes WPW-Syndrom).

Beim WPW-Syndrom kann es zu folgenden Rhythmusstörungen kommen (s. auch **Abb. 114**):

**1. Orthodrome Tachykardien**
mit antegrader Leitung über den AV-Knoten und retrograder Leitung über die akzessorische Bahn, im Sinne einer Kreiserregung (**Abb. 117**). Die Tachykardien sind regelmäßig, haben einen schmalen Kammerkomplex, die P-Welle ist am Ende des QRS-Komplexes in der frühen ST-Strecke erkennbar. Eine Deltawelle ist während der Tachykardie nicht vorhanden. Gelegentlich kommt es zu frequenzbedingtem funktionellen Schenkelblock. Verlangsamt sich dabei die Herzfrequenz, so liegt die akzessorische Bahn auf der Seite des Schenkelblocks (z.B. bei neuaufgetretenem Rechtsschenkelblock liegt die akzessorische Bahn rechts).

**2. Antidrome Tachykardie**
Hierbei läuft die Kreiserregung umgekehrt mit antegrader Leitung über die akzessorische Bahn auf den Ventrikel und Rückwärtsleitung über den AV-Knoten in den Vorhof. Diese Form ist seltener (ca. 15% aller WPW-Tachykardien). Das EKG ist gekennzeichnet durch ausgeprägte Präexzitation (Deltawelle), kurzem PQ-Intervall und verbreitertem QRS-Komplex.

**3. Vorhofflimmern bei WPW-Syndrom**
Durch konkurrierende Leitung über den AV-Knoten und die akzessorische Bahn auf den Ventrikel besteht hier eine absolute Arrhythmie (somit wechselnde RR-Abstände) und eine von Schlag zu Schlag unterschiedlich stark ausgeprägte Deltawelle (wechselnde QRS-Morphologie, **Abb. 118**). Dies ist die gefährlichste Form der Rhythmusstörung bei WPW-Syndrom wegen möglicher Degeneration zu Kammerflimmern. Insbesondere sind

Medikamente, die die AV-Leitung beeinträchtigen (Kalziumantagonisten, Digitalis, Adenosin) kontraindiziert (**Abb. 119**). Einen Überblick über **Präexzitationssyndrome** gibt **Abb. 120**.

**Therapie**

**Asymptomatische Patienten** mit WPW-Syndrom bedürfen keiner Behandlung.

**Tachykardien** können bei vielen Patienten über Jahre durch Vagusreizung unterdrückt werden: Eiswasser trinken, Bulbusdruck, Bauchpresse, forciertes Schlucken.

**Orthodrome Tachykardien** können mit Betablockern, Kalziumantagonisten vom Verapamil-Typ und im Akutfall mit Adenosin i.v. behandelt werden. Diese Medikamente führen zur Unterbrechung der Kreiserregung im AV-Knoten (**Abb. 121**).

**Vorhofflimmern** mit antegrader schneller Überleitung über die akzessorische Bahn kann akut mit Klasse-I- und Klasse- II-Antiarrhythmika behandelt werden. Diese führen zur Blockade der akzessorischen Bahn (im Akutfall Ajmalin 50–100 mg i.v.).

Bei häufig wiederkehrendem **paroxysmalen Herzrasen** ist die Ablation der akzessorischen Leitungsbahn mit Radiofrequenzenergie indiziert. Dies gilt insbesondere bei Therapierefraktärität zu Antiarrhythmika, bestehendem Kinderwunsch (mit Gefahr der Verschlimmerung der Rhythmusstörung und Kontraindikation für Antiarrhythmika während der Schwangerschaft) und immer auch bei dokumentiertem Vorhofflimmern bei WPW-Syndrom.

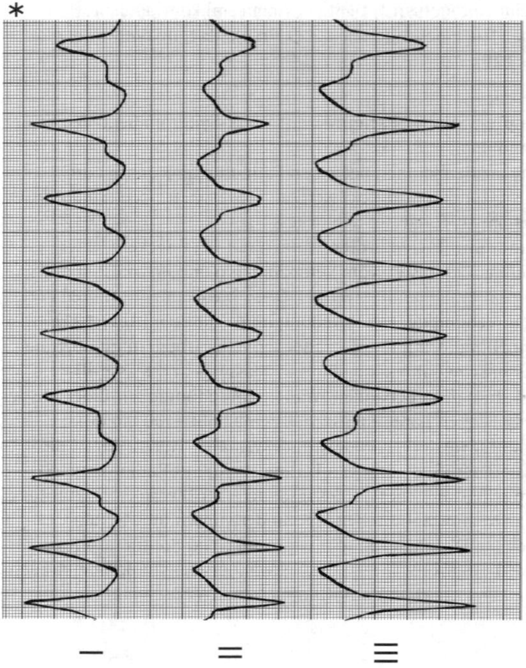


**Abb. 118** WPW-Syndrom mit Vorhofflimmern. Es besteht eine absolute Arrhythmie mit wechselnden RR-Intervallen und eine wechselnde Morphologie der QRS-Komplexe.

*

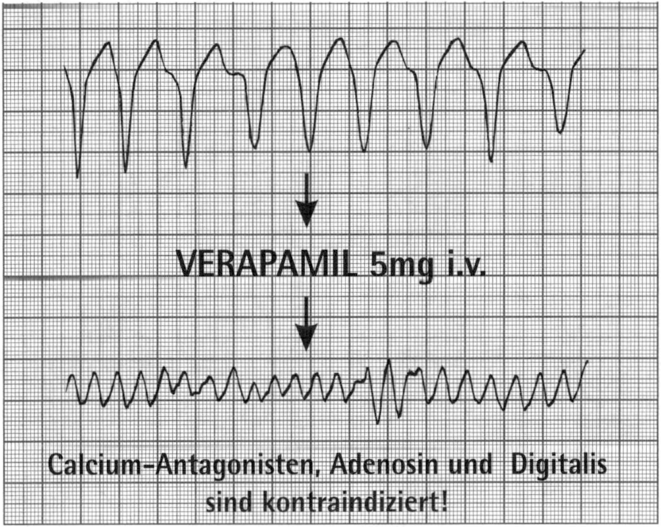


**Abb. 119** Induktion von Kammerflimmern bei WPW-Syndrom mit Vorhofflimmern durch Verapamil 5 mg i.v. Die AV-Überleitung wird durch Kalziumantagonisten, Digitalis und Adenosin gebremst, bei gleichzeitig beschleunigter Überleitung über die akzessorische Bahn.

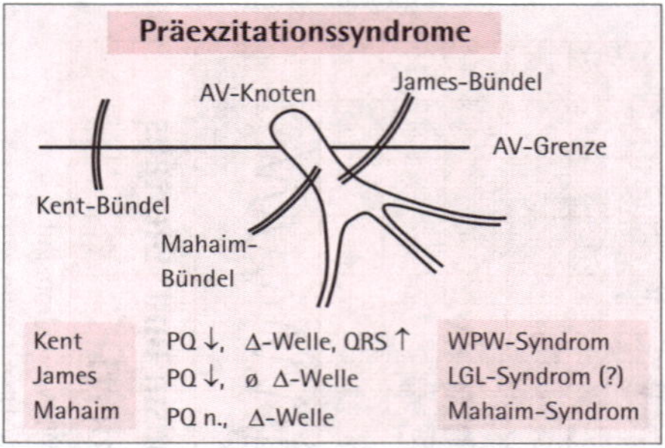


**Abb. 120** Formen der Präexzitationssyndrome.

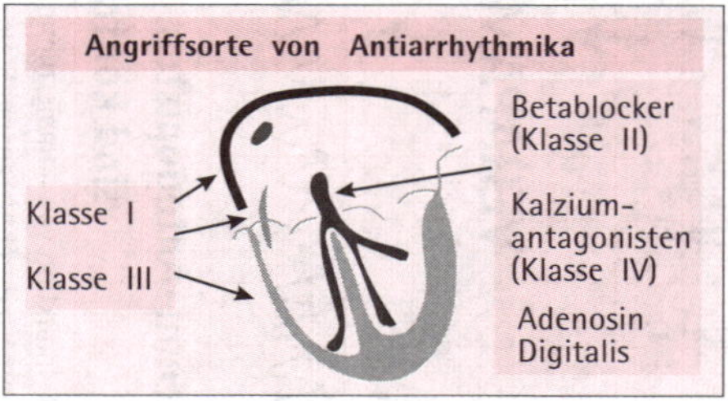


**Abb. 121** Angriffsorte v. Antiarrhythmika. Betablocker, Kalzium-Antagonisten, Adenosin und Digitalis greifen am Sinusknoten und AV-Knoten an; Antiarrhythmika der Klasse I und III an Vorhof- und Kammermuskulatur sowie akzessorischen Bahnen.

## 8.7 Atriale Tachykardien

**Definition**

Vorhoftachykardie mit P-Wellen in einer Frequenz von 100 – 200/min.

**EKG**

Regelmäßige P-Wellen, z. T. mit negativer Morphologie in II, III und aVF. Häufig mit wechselnder Überleitung auf die Kammer.

**Ätiologie**

Häufiger liegt eine kardiale Grunderkrankung vor (pulmonale Hypertonie, Herzinsuffizienz).

**Therapie**

Verapamil kann wirksam sein, andernfalls müssen Antiarrhythmika versucht werden. Auch die Radiofrequenzablation des atrialen Fokus ist erfolgversprechend.

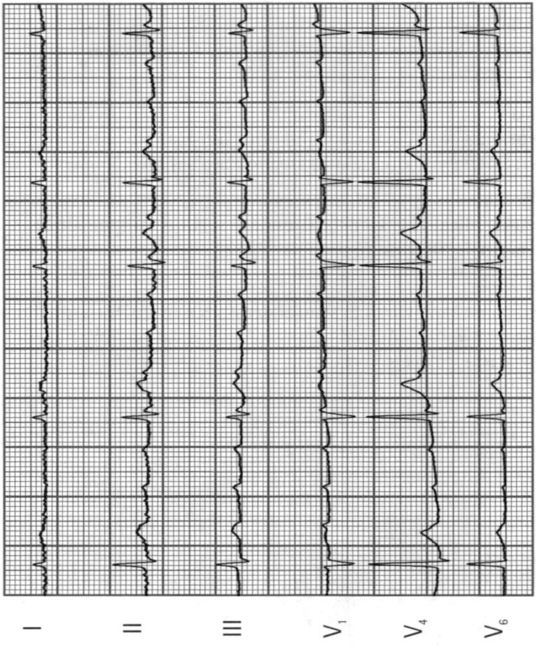


**Abb. 122** Atriale Tachykardie. Vorhofwellen schlagen mit einer Frequenz von ca. 160/min ein und werden mit wechselndem Verhältnis auf die Kammer übergeleitet.

## 8.8 Sinusknotensyndrom

**Definition**

Gruppe supraventrikulärer Arrhythmien durch Störung der Sinusknotenfunktion.

**Synonym**

Bradykardie-Tachykardie-Syndrom.

**EKG**

Wechselnd tachykarde Rhythmusstörungen (Vorhofflimmern, Vorhofflattern, atriale Tachykardien) und bradykarde Herzrhythmusstörungen (sinuatrialer Block, Sinusbradykardien). Manchmal treten AV-Blockierungen hinzu.

**Ätiologie**

Entzündung, Arteriosklerose oder Ischämie.

**Therapie1**

Die Therapie umfasst häufig die Implantation eines Schrittmachers, um die Behandlung tachykarder Phasen mit bradykardisierenden Medikamenten (Betablocker, Kalziumantagonisten, Digitalis, Antiarrhythmika) zu ermöglichen.

## 8.9 Supraventrikuläre Extrasystolie

### Definition

Außerhalb des Grundrhythmus auftretende vorzeitige Kammeraktion durch ektope Reizbildung im Vorhof.

### EKG

Extraschläge mit nichtverbreitertem QRS-Komplex und (weitgehend) identischer Morphologie zu den Grundschlägen. In der Regel geht eine P-Welle mit veränderter Morphologie voraus. Supraventrikuläre Extrasystolen versetzen den Grundrhythmus. Supraventrikuläre Extrasystolen können auch in Salven auftreten.

### Therapie

In der Regel besteht keine hämodynamische Beeinträchtigung und somit keine Therapiebedürftigkeit. Eine Hyperthyreose als Ursache sollte ausgeschlossen werden. In ausgeprägten Fällen sind Betablocker angezeigt.

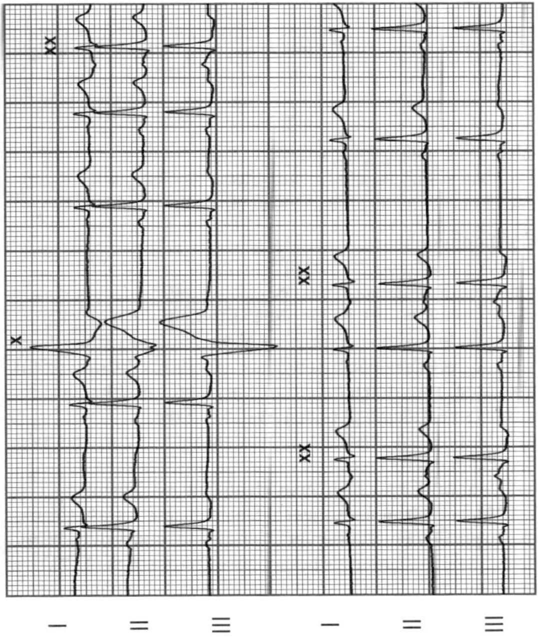


**Abb. 123** Extrasystolie. Die mit xx gekennzeichneten Extrasystolen haben gleiche Morphologie wie die Sinusschläge und versetzen den Sinusrhythmus. Der QRS-Komplex ist schmal → supraventrikuläre Extrasystole. (x) ventrikuläre ES mit verbreitertem QRS.

## 8.10 Ventrikuläre Extrasystolie

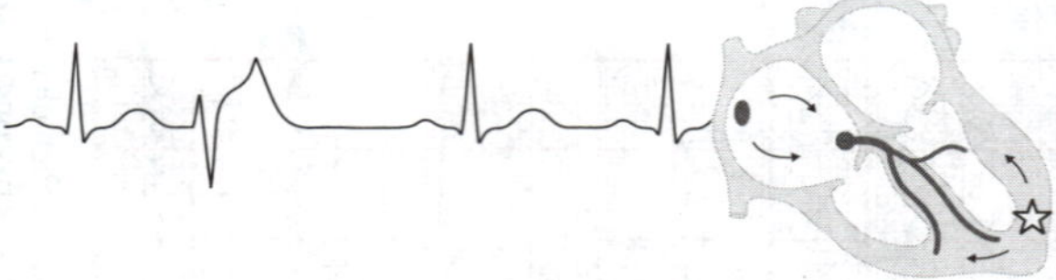

**Definition**
Außerhalb des Grundrhythmus auftretende vorzeitige Kammeraktion durch ektope Reizbildung im Kammerbereich.

**EKG/Pathophysiologie**
Extraschläge mit verbreitertem QRS-Komplex (> 0,12 s) und deformierter Kammermorphologie.
Gleiche Morphologie der Extrasystolen spricht für den gleichen Ursprungsort (monotope Extrasystolen). Polymorphe Extrasystolen sprechen für verschiedene Ursprungsorte (polytope Extrasystolen).
Ventrikuläre Extrasystolen führen zu einer kompensatorischen Pause, falls sie retrograd über den AV-Knoten die Sinusknotentätigkeit versetzen, andernfalls sind sie zwischen zwei Sinusschlägen interponiert.
Beim **Bigeminus** folgt jedem Sinusschlag eine Extrasystole (**Abb. 126**), beim **Trigeminus** jedem Sinusschlag 2 Extrasystolen.
Extrasystolen können als **Couplets** (2er-Salven) und **Salven** bis zu nichtanhaltenden Kammertachykardien auftreten (**Abb. 127**).
Früh einfallende Extrasystolen werden als **R-auf-T-Phänomen** bezeichnet.

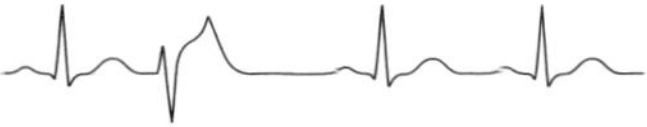

Ventrikuläre Extrasystole

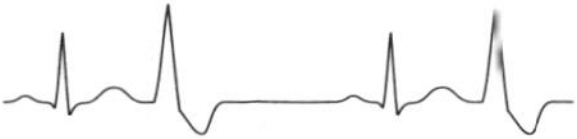

Ventrikuläre Extrasystole, Bigeminus

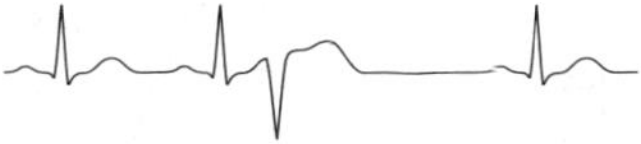

Ventrikuläre Extrasystole, R-auf-T-Phänomen

**Lown-Klassifikation**

Weit verbreitet ist die Einteilung ventrikulärer Extrasystolen nach Lown. Allerdings ist sie auch umstritten, da mit aufsteigender Klasse nicht notwendigerweise das Risiko zunimmt. So ist eine hochgradige polymorphe Extrasystolie (Klasse III) sicher als hämodynamisch relevanter und prognostisch gefährlicher einzustufen als ein einzelnes ventrikuläres Couplet.

| Grad | Beschreibung |
|---|---|
| **Grad 0** | keine ventrikulären Extrasystolen (VES) |
| **Grad I** | isolierte unifokale VES < 30/h |
| **Grad II** | isolierte unifokale VES > 30/h |
| **Grad III** | multiforme VES |
| **Grad IVa** | VES-Paare (Couplets) |
| **Grad IVb** | VES-Salven oder Kammertachykardien |
| **Grad V** | früh einfallende VES (R-auf-T-Phänomen) |

**Abb. 124** Lown-Klassifizierung.

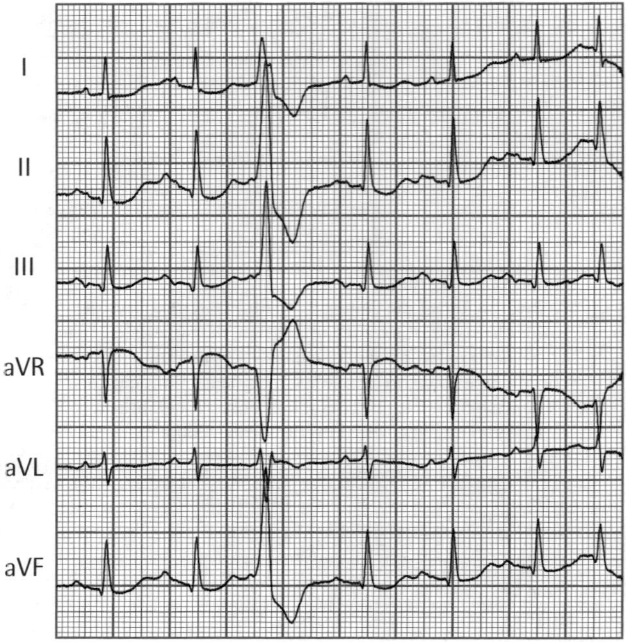


**Abb. 125** Ventrikuläre Extrasystolie. Die Extrasystole ist schenkelblockartig deformiert mit kompensatorischer Pause.

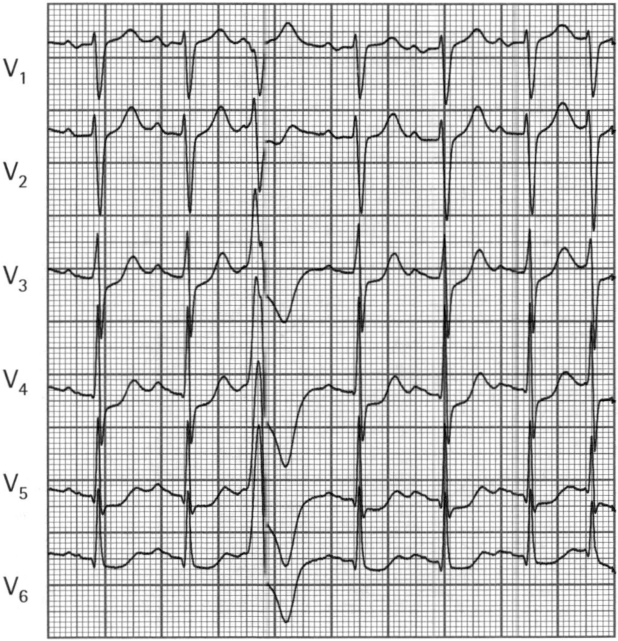
V1
V2
V3
V4
V5
V6

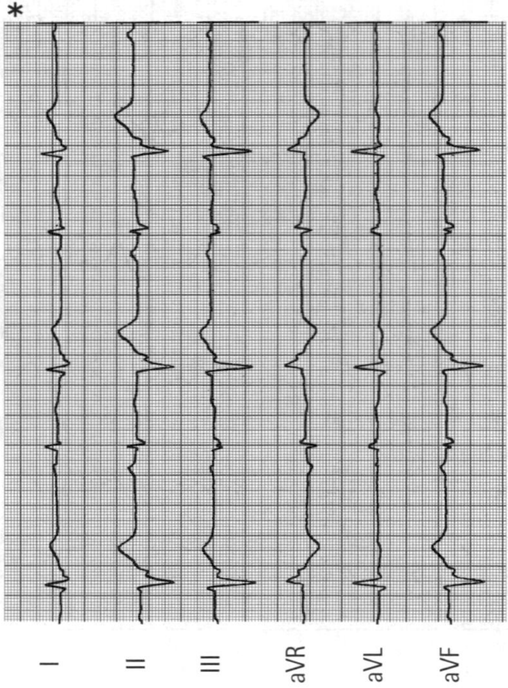


**Abb. 126** Ventrikulärer Bigeminus. Jedem Sinusschlag folgt eine ventrikuläre Extrasystole.

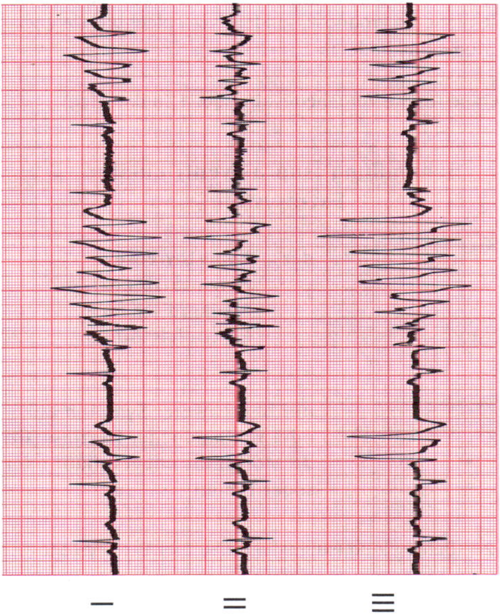


**Abb. 127** Salvenartige ventrikuläre Extrasystolen. Links im Bild findet sich ein Couplet, gefolgt von polymorphen Salven. Der Patient war asymptomatisch bei Zustand nach Herzinfarkt.

### Therapie

Bei kardialer Grunderkrankung weisen häufige Extrasystolen auf ein erhöhtes Risiko für anhaltende Kammertachykardien oder Kammerflimmern hin, allerdings verbessert eine antiarrhythmische Therapie nicht die Prognose, sondern verschlechtert sie eher (CAST-Studie und andere).

Das therapeutische Vorgehen ist in **Abb. 128** dargelegt.

**Behandlung (supra-)ventrikulärer Extrasystolie**

| | |
|---|---|
| Kausale Therapie | der Hyperthyreose<br>Herzinsuffizienz<br>Myokardischämie<br>Elektrolytstörung |
| Betablocker | |
| Antiarrhythmika | nur bei schwerer Symptomatik oder rhythmogener Herzinsuffizienz, da Mortalität unbeeinflußt oder sogar erhöht |

**Abb. 128** Behandlung (supra-)ventrikulärer Extrasystolie.

## 8.11 Anhaltende Kammertachykardie

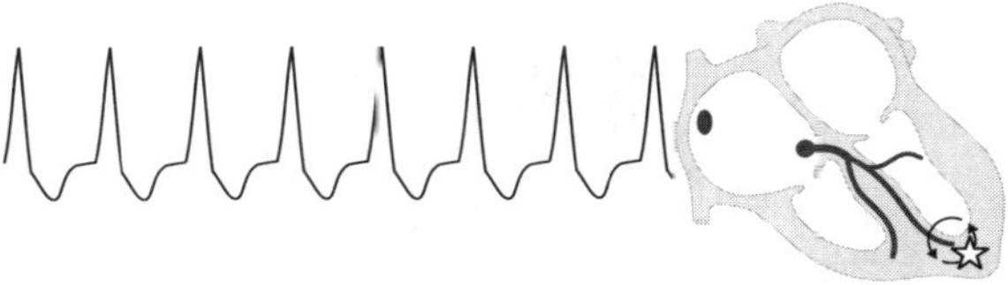

**Definition**
Tachykardie mit Ursprung im Ventrikel und einer Dauer > 30 s.

**EKG**
Verbreiterter QRS-Komplex bei Frequenz > 90/min. Kammertachykardien können regelmäßig sein (monomorphe Kammertachykardien, **Abb. 129, Abb. 130**), von wechselnder QRS-Morphologie (polymorphe Kammertachykardien) oder rhythmisch die Ausschlagsrichtung des QRS-Komplexes wechseln (Spitzentorsaden, Torsade des pointes, häufig antiarrhythmika-induziert).

**Cave**
Kammertachykardien stellen immer eine lebensgefährliche Komplikation dar und erfordern die Abklärung in einem rhythmologischen Zentrum!

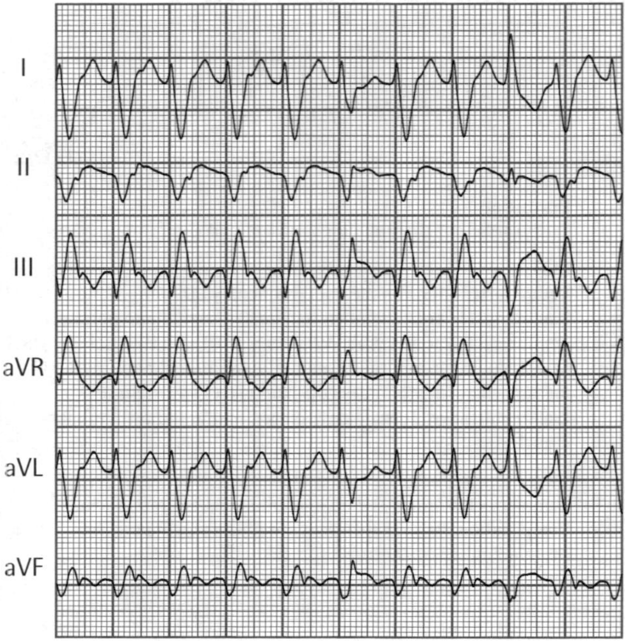


**Abb. 129** Anhaltende Kammertachykardie. Die Kammerfrequenz beträgt 150/min, die QRS-Komplexe sind verbreitert und

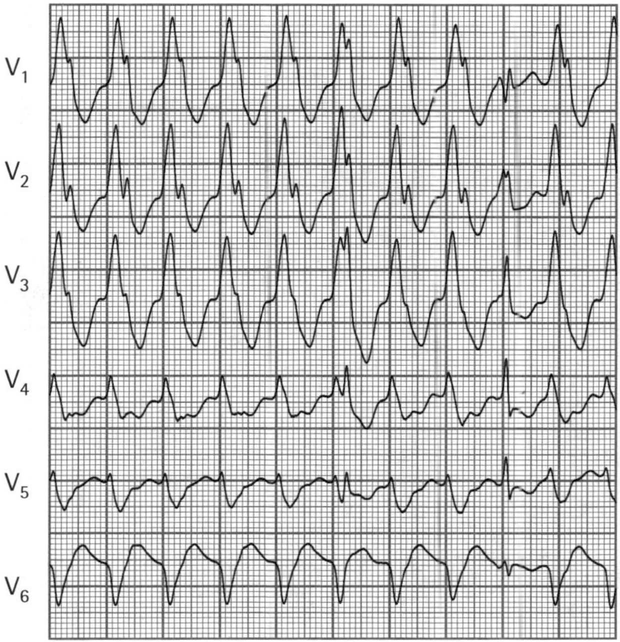


rechtsschenkelblockartig deformiert (Ursprung der Tachykardie im linken Ventrikel).

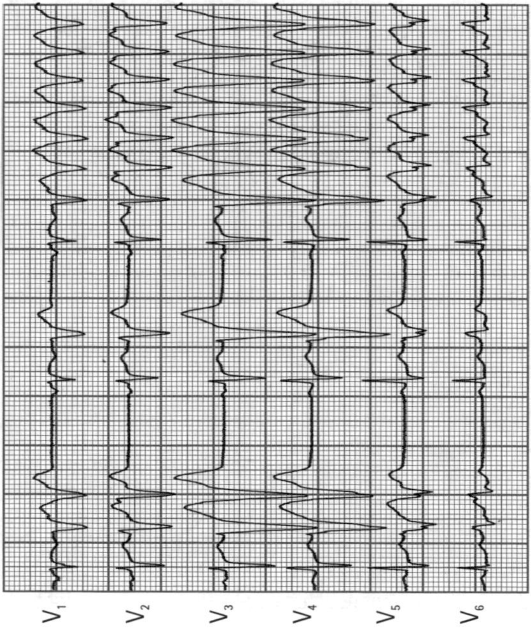


**Abb. 130** Beginn einer monomorphen anhaltenden Kammertachykardie mit linksschenkelblockartigem Bild (Ursprung im rechten Ventrikel). Vor Beginn der anhaltenden Tachykardie findet sich ein ventrikuläres Couplet und eine Extrasystole.

**Therapie**

Die Akuttherapie ist in **Abb. 133** skizziert.
Zur Diagnostik und Therapieeinstellung mit Antiarrhythmika hat sich die programmierte Ventrikelstimulation bewährt: hierbei wird das Herz über einen Elektrodenkatheter im rechten Ventrikel stimuliert (**Abb. 131**).

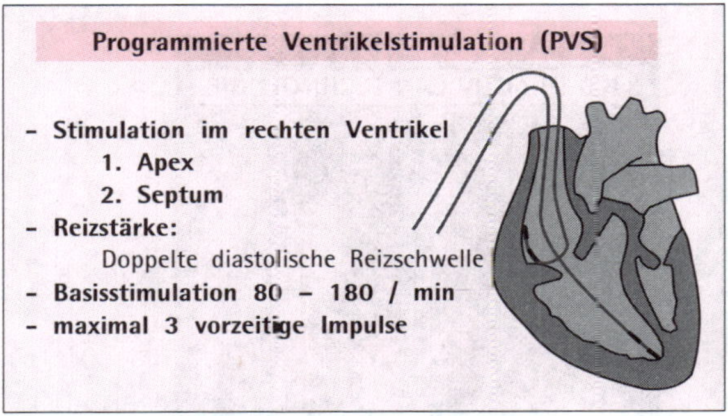


**Abb. 131** Programmierte ventrikuläre Stimulation.

Einer Basisstimulation ($S_1$) folgen Extraschläge ($S_2$, $S_3$, $S_4$), was zur Induktion der klinischen Kammertachykardie führen kann (**Abb. 134**). Diese kann dann durch ventrikulären Overdrive über das Stimulationsgerät wieder unterbrochen (**Abb. 135**) oder muss kardiovertiert werden. Sodann wird der Patient mehrere Tage mit Antiarrhythmika behandelt und die programmierte Ventrikelstimulation wiederholt. Ist die Induktion einer

Kammertachykardie unterbunden, geht dies mit einer guten Prognose im Langzeitverlauf für den Patienten einher. Bleibt er weiter induzierbar, ist die Implantation eines automatischen Defibrillators zu erwägen (**Abb. 132**). Dieses Gerät überwacht laufend den Herzrhythmus und kann im Falle anhaltender Kammertachykardien eine Unterbrechung mit Overdrive versuchen, bei Ineffektivität dieser Maßnahme einen Elektroschock abgeben.

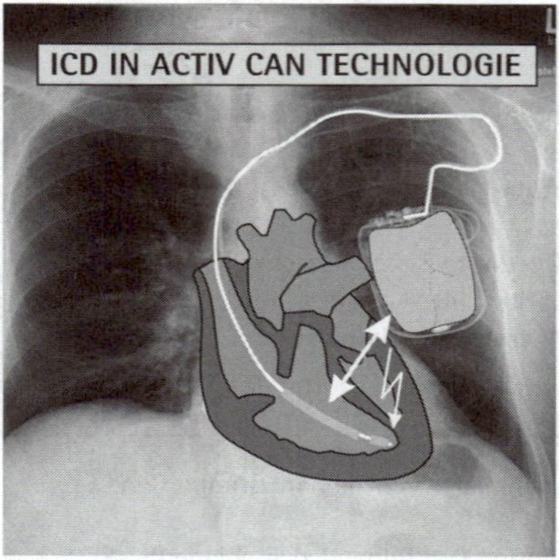


**Abb. 132** Implantierbarer Kardioverter-Defibrillator (ICD). Dieser spezielle Herzschrittmacher überwacht laufend den Herzrhythmus und kann bei schneller Kammertachykardie/Kammerflimmern einen Elektroschock zwischen dem Metallgehäuse des Schrittmachers und der Elektrode abgeben (Active-Can-Technologie).

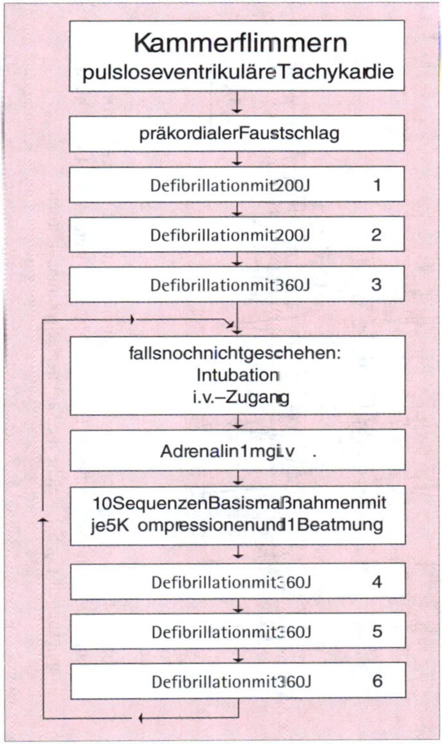


**Abb. 133** Therapiemaßnahmen bei Kammerflimmern/Kammertachykardie. Bemühungen zur Wiederherstellung des Herzrhythmus sind begleitet von Reanimationsmaßnahmen nach der ABC-Regel.

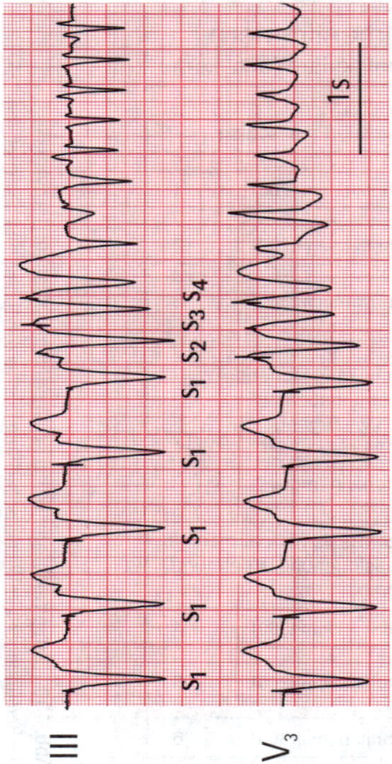


**Abb. 134** Auslösung einer anhaltenden Kammertachykardie durch Ventrikelstimulation. Einem stimulierten Grundrhythmus ($S_1$) werden drei Extraschläge angekoppelt ($S_2$, $S_4$), welche die Kammertachykardie auslösen.

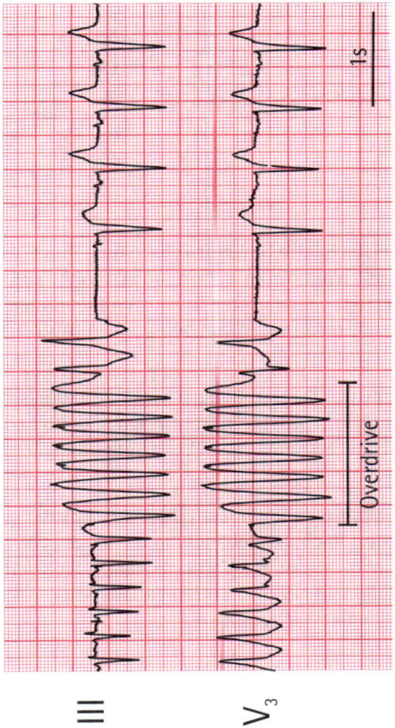


**Abb. 135** Unterbrechung einer Kammertachykardie durch ventrikulären Overdrive, Kammerstimulation oberhalb der Eigenfrequenz der Kammertachykardie unterbricht zu Sinusrhythmus. Potentielles Risiko dieses Verfahrens ist die Degeneration der Kammertachykardie zu Kammerflimmern.

## 8.12 Kammerflimmern

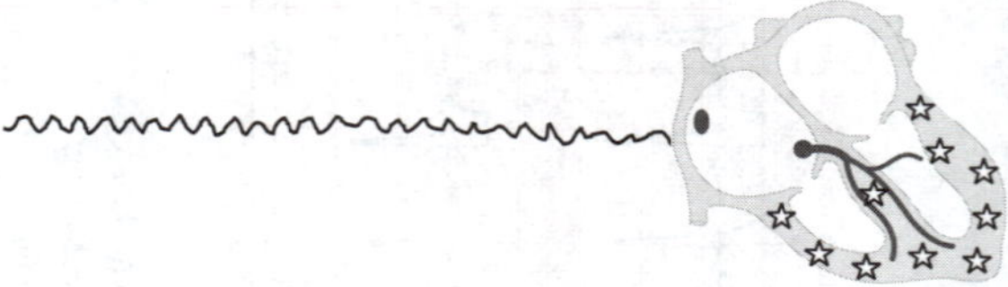

**Definition**

**Kammerflimmern**: chaotische Ventrikelerregung durch vielfältige Reentry-Kreise mit hämodynamischem Kollaps (**Abb. 136**).
**Plötzlicher Herztod**: unerwarteter Tod aus Wohlbefinden heraus innerhalb 1 Std. nach Auftreten von Symptomen (**Abb. 137**).

**Ursache**

Häufigste Ursache von Kammerflimmern ist eine akute Ischämie bei Myokardinfarkt (**Abb. 136**). Häufigste Ursachen des plötzlichen Herztods sind schnelle Kammertachykardie oder Kammerflimmern.

**Diagnose**

Ein überlebtes Kammerflimmern außerhalb eines akuten Herzinfarkts bedarf auch der Behandlung in einem rhythmologischen Zentrum. Die Vorhersagekraft der progr. Ventrikelstimulation ist geringer als bei anhaltenden monomorphen Kammertachykardien.

**Therapie**

Die Akutbehandlung besteht in der Defibrillation. In der chronischen Behandlung ist häufiger ein implantierbarer Defibrillator erforderlich (**Abb. 132**).

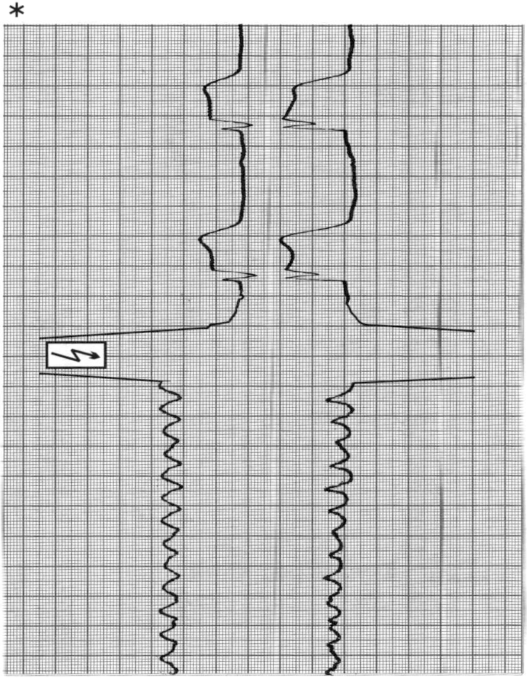

**Abb. 136** Kammerflimmern mit Defibrillation zu Sinusrhythmus. ST-Streckenhebungen weisen auf den akuten Herzinfarkt als Ursache der Rhythmusstörung hin.

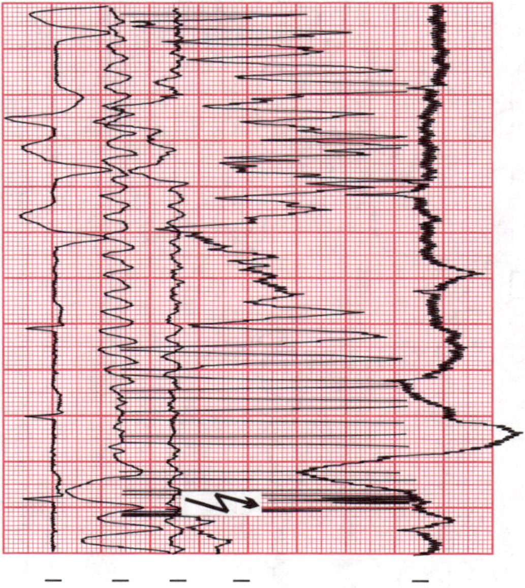

**Abb. 137** Langzeit-EKG-Registrierung bei durch Defibrillation verhindertem plötzlichen Herztod. Aus Sinusrhythmus setzt Kammerflattern ein, welches schnell zu Kammerflimmern degeneriert.

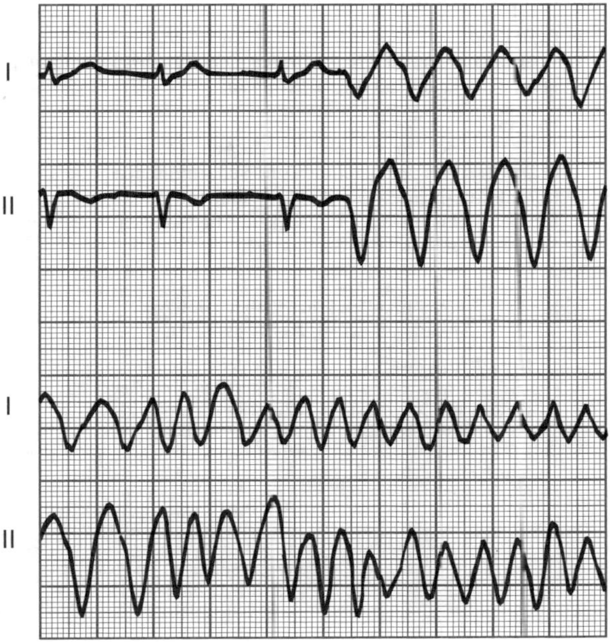


**Abb. 138** Holter-EKG. Schnelle Degeneration einer Kammertachykardie in Kammerflimmern

## 8.13 Proarrhythmie

### Definition

Verschlimmerung oder Neuauftreten einer Herzrhythmusstörung unter Behandlung mit Antiarrhythmika.

### Formen

Die Formen der Proarrhythmie sind in **Abb. 139** dargelegt. Charakteristisch und gefährlich sind Spitzentorsaden (Torsades-de-pointes-Tachykardien, **Abb. 140**).
Diese entstehen häufig aus Bradykardie heraus nach einer Schnell-langsam-schnell-Sequenz (sls).

**Ventrikuläre Proarrhythmie unter Behandlung mit Antiarrhythmika**

**Neuauftreten von:**

- ventrikulärer Extrasystolie
- ventrikulären Salven
- anhaltenden VT
- Torsades de pointes
- Kammerflimmern

**Verschlechterung der bestehenden Arrhythmie:**

- Zunahme der Extrasystolie im Langzeit-EKG
- Ausgangswert (VES / h)

| | |
|---|---|
| 10 - 50 | x 10 |
| 51 - 100 | x 5 |
| 101 - 300 | x 4 |
| > 300 | x 3 |

- Salven x 10
- unaufhörliche VT
- schwieriger zu beendende oder defibrillierbare VT

**Abb. 139** Definition und Formen der Proarrhythmie.

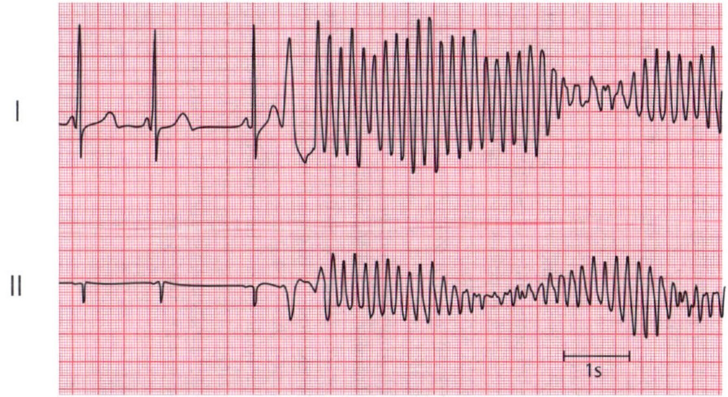


**Abb. 140** Spitzentorsade (Torsade de pointes) infolge Antiarrhythmikabehandlung. Eine ventrikuläre Extrasystole löst eine polymorphe Kammertachykardie mit wechselnder Ausschlagsrichtung des QRS-Komplexes aus.

**Prädisposition**

Prädisponierend ist ein sekundäres QT-Syndrom mit Verlängerung der frequenzkorrigierten QT-Zeit.
(**Abb. 141**, **Abb. 142**, s. auch QT-Syndrom, S. 220, **Abb. 146**)

**Prävention**

Unter der Gabe von Antiarrhythmika besteht die Gefahr von Proarrhythmien. Es sind deshalb Vorsichtsmaßnahmen angezeigt, die insbesondere bei ambulanter Versorgung von Patienten gelten: Am wichtigsten ist der **Ausschluss von Risikopatienten**, bei denen keine große Aussicht auf stabilen Sinusrhythmus besteht und die Gefahr der Proarrhythmie unverhältnismäßig groß ist: Mitralvitien, schwere koronare Herzkrankheit, schwere dilat. Kardiomyopathie, Größe des linken Vorhofes > 55 mm,
Dauer des Vorhofflimmerns > 6 Monate.
14 Tage nach Ansetzen einer antiarrhythmischen Therapie und nach jeder Dosisänderung sollte grundsätzlich ein **Langzeit-EKG** durchgeführt werden (**Abb. 143**).
Hohe Antiarrhythmikadosen sollten vermieden werden, ebenfalls Diuretika, die zu Elektrolytstörungen beitragen können. Ein tägliches EKG in der Einstellphase zur Bestimmung der $QT_c$-Zeit ist unerlässlich (s. auch **Abb. 105**, S. 161).

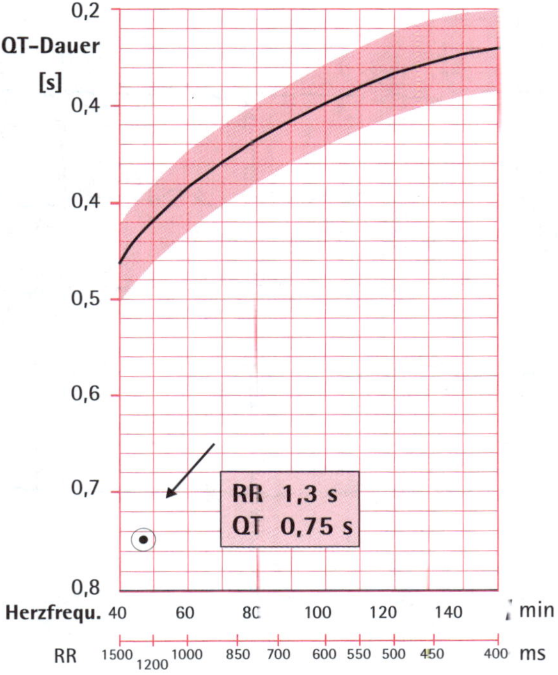


**Abb. 141** Nomogramm für $QT_C$ des EKG **Abb. 142**.

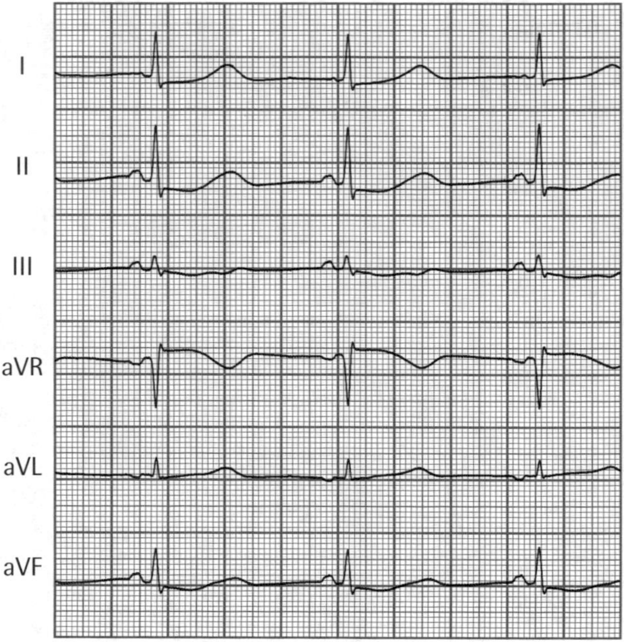


**Abb. 142** Sekundäres QT-Syndrom durch Antiarrhythmika-behandlung. Die QT-Zeit beträgt 0,75 s, bei Herzfrequenz > 46/min,

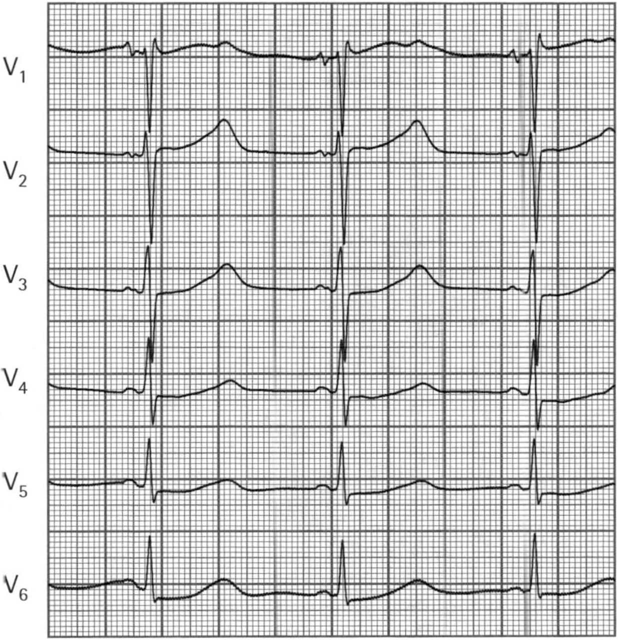


$QT_C = 0,66$

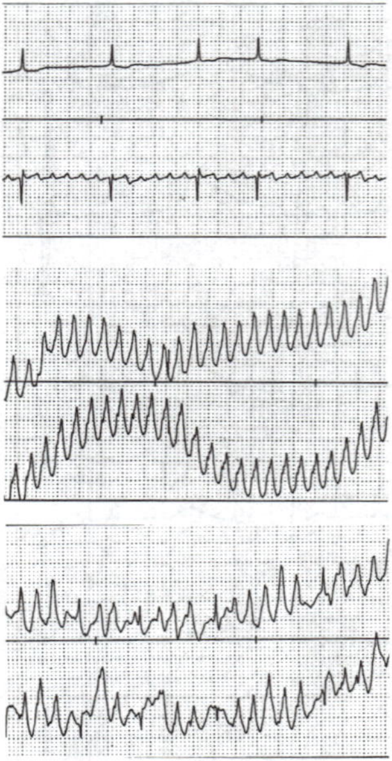

**Abb. 143** Proarrhythmie bei intermittierendem Vorhofflattern unter Flecainid-Therapie (3 x 100 mg täglich). Langzeit-EKG-Aufzeichnung mit Vorhofflattern unregelmäßiger Überleitung (oben) und bis zu 10 s langen Phasen von Kammerflattern (Mitte und unten).

### Therapie

Die Richtlinien der Akutbehandlung sind in **Abb. 144** dargestellt.

**Proarrhythmie: Spitzentorsaden unter AA**
**Akutmaßnahmen**

- **KEINE Antiarrhythmika**
- **Mg-Infusion 1–2 g i.v.**
- **Kaliumspiegel hochnormal einstellen (um 5 mM)**
- **Klinikeinweisung**
- **temporärer Schrittmacher 100 bpm**

**Abb. 144** Behandlungsrichtlinien bei Spitzentorsaden unter Antiarrhythmikatherapie.

**$Mg^{2+}$ bei Spitzentorsaden mit verlängertem $QT_c$**
**Behandlungsvorschlag**

$MgSO_4$ 2 g Bolus in 2 min (≃16,2 mval)

| | |
|---|---|
| bei partiellem Erfolg | Wiederholung nach 10min |
| TdP beseitigt, aber komplexe VES | 2–10 mg / min $MgSO_4$ |
| bei Unwirksamkeit | Pacing ~ 100 bpm<br>Isoproterenol 1 – 5 µg / min |

nach Keren, Cardiovasc Drugs 1991; 5:509

**Abb. 145** Hochdosierte Magnesiumtherapie bei Spitzentorsaden. Die Wirkung setzt ein, obwohl die $QT_C$-Zeit unverändert bleibt!

## 8.14 QT-Syndrom

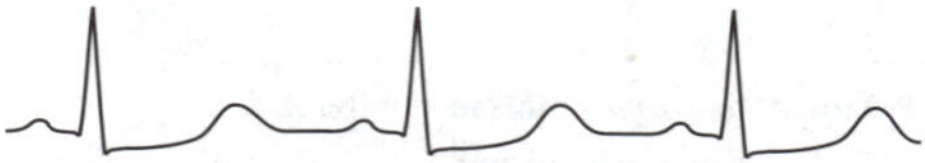

### Definition
Abnorme Verlängerung der frequenzkorrigierten QT-Zeit mit Prädisposition zu malignen Herzrhythmusstörungen (polymorphe Kammertachykardien, Spitzentorsaden).

### Ätiologie
Die QT-Zeitverlängerung ist Ausdruck einer inhomogenen Repolarisation, welche zu Rhythmusstörungen prädisponiert.
**Primäre Formen** sind genetisch bedingt (Jervell-Lange-Nielsen-Syndrom ohne Taubheit, Romano-Ward-Syndrom mit Taubheit). Anamnestisch sind frühe plötzliche Herztodesfälle und Synkopen in der Familie typisch.
**Sekundäre Formen** des QT-Syndroms treten auf bei Behandlung mit Antiarrhythmika, trizyklischen Antidepressiva und speziellen Antibiotika (z.B. Erythromycin). Die Verlängerung der $QT_c$-Zeit auf > 0,46 s deutet auf das Risiko einer Proarrhythmie (**Abb. 142**) hin.

### Diagnose
Die Verlängerung der QT-Zeit kann anhand von Nomogrammen oder mit der Bazett-Formel bestimmt werden (**Abb. 146**).

### Therapie
Primäre QT-Syndrome können mit hochdosierten Betablockern, Modifikation der vegetativen Innervation des Herzens durch

Stellatumblockade oder symptomatisch mit implantierbarem Defibrillator behandelt werden.
Oberstes Gebot bei sekundärer Proarrhythmie ist Absetzen der auslösenden Ursache. Im übrigen s. Proarrhythmie, S. 212.

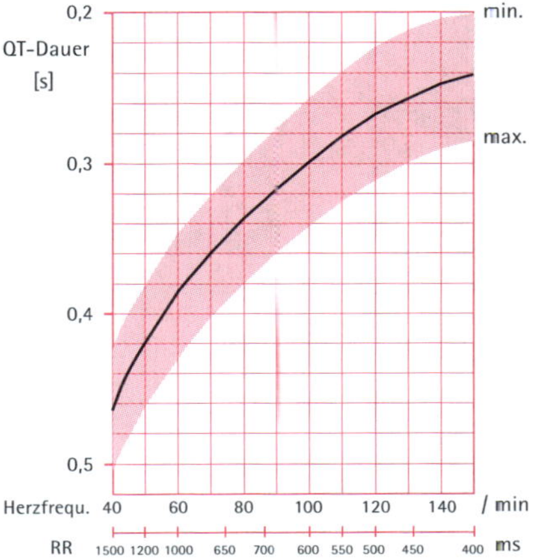


**Bazett-Formel:** $QT_c = \frac{QT\ [s]}{\sqrt{RR\ [s]}}$

(n = 0,40 – 0,44)

**Abb. 146** Frequenzkorrigierte QT-Zeit: Nomogramm, Bazett-Formel.

# 9. Karditiden, Kardiomyopathie

## 9.1 Akute Perikarditis

### Pathophysiologie

Die Entzündung des Herzbeutels kann zu einem Außenschichtschaden (subepikardiale Ischämie) und damit zu ST-Hebungen führen.

### EKG

ST-Hebungen, die typischerweise der S-Zacke entspringen. Im Einzelfall sind Verwechslungen mit einem Infarkt-EKG durchaus möglich (**Abb. 147**).

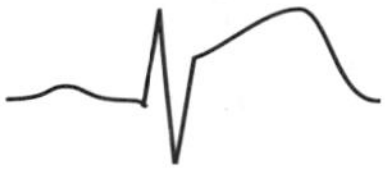

### Diagnose

Für eine Perikarditis sprechen:
- Fehlen von spiegelbildlichen Senkungen
- Hebungen simultan über Vorderwand und Hinterwand
- EKG-Veränderungen über Tage weitgehend unverändert
- Perikardreiben (nicht bei Erguss)
- Entzündungszeichen (CRP, BKS erhöht, Leukozytose, Fieber)
- nitronegative Thoraxschmerzen

Die letzten drei Punkte schließen einen Herzinfarkt (s. S. 96) nicht aus. Im Zweifelsfall muss eine Herzkatheteruntersuchung die Diagnose klären.

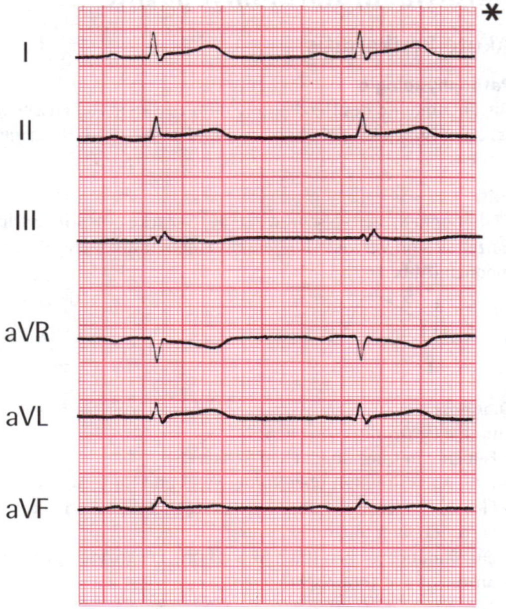


**Abb. 147** Akute Perikarditis. Es bestehen ST-Streckenhebungen über Ableitungen der Vorderwand (I, $V_2$ - $V_6$).

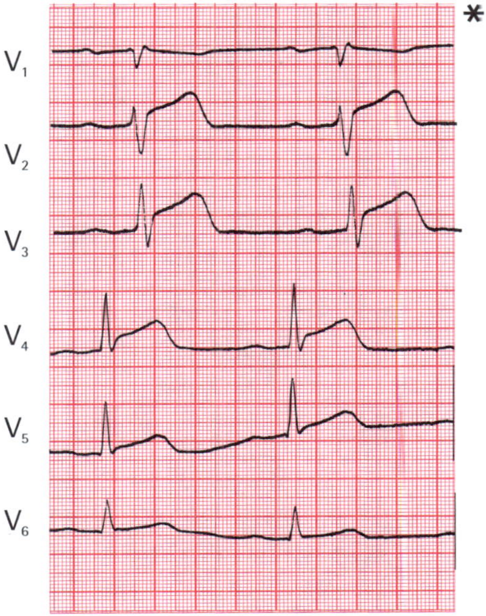


und der Hinterwand (II, aVF). Die Hebungen entspringen einer S-Zacke.

## 9.2 Niedervoltage

### Definition

**Periphere Niedervoltage**: Amplitude der Extremitätenableitungen I, II und III < 0,5 mV (**Abb. 148**).
**Zentrale Niedervoltage**: zusätzlich ist auch die Amplitude der Brustwandableitungen erniedrigt (< 0,7 mV, **Abb. 149**).

### Pathophysiologie

**Periphere Niedervoltage**: auf extrakardiale Faktoren zurückzuführen, insbesondere Lungenemphysem, schlechter Elektrodenkontakt, Adipositas.
**Zentrale Niedervoltage**: durch Isolation im unmittelbaren Umfeld des Herzens bedingt und deutet auf einen Perikarderguss hin.
Die Perikardtamponade ist keine EKG-Diagnose, sondern umschreibt die hämodynamischen Auswirkungen eines Ergusses mit Schocksymptomatik (Zeichen: Pulsanstieg, Hypotonie, hoher zentralvenöser Druck mit gestauten Halsvenen).

### Diagnose

Sicherstes Verfahren zur Diagnose eines Perikardergusses ist die Echokardiographie.

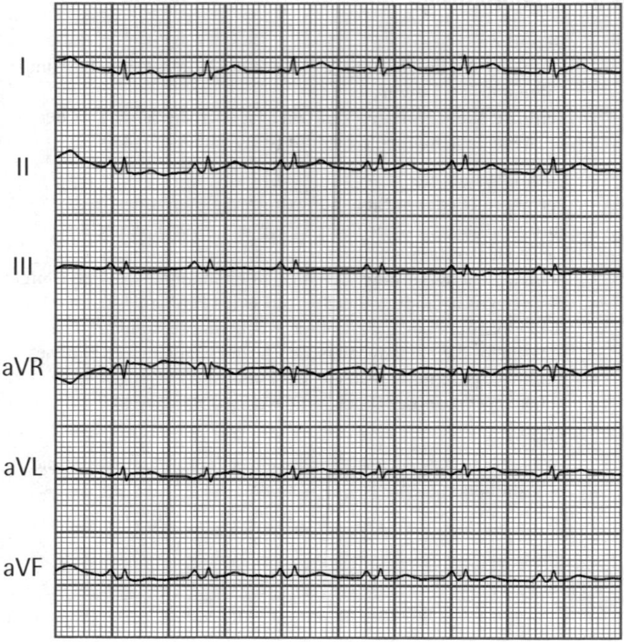


**Abb. 148** Periphere Niedervoltage. Die Amplituden der Extremitätenableitungen sind < 0,5 mV, die Amplituden der

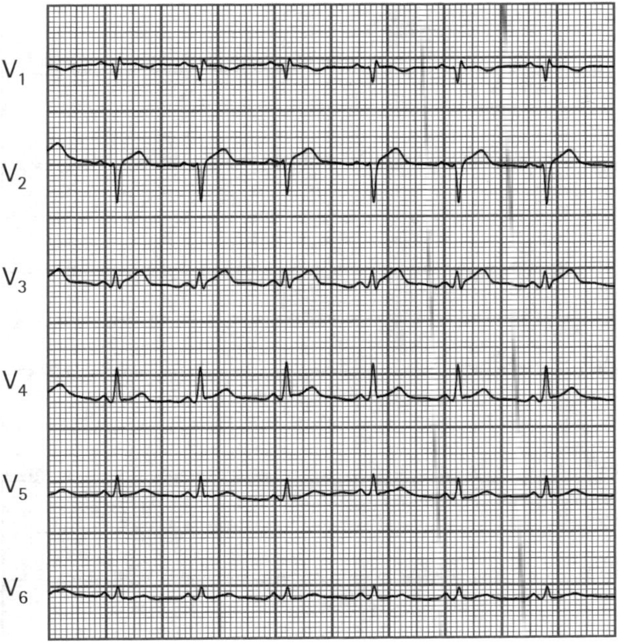


Brustwandableitungen sind unauffällig. Ursache in diesem Fall ist ein ausgeprägtes Lungenemphysem.

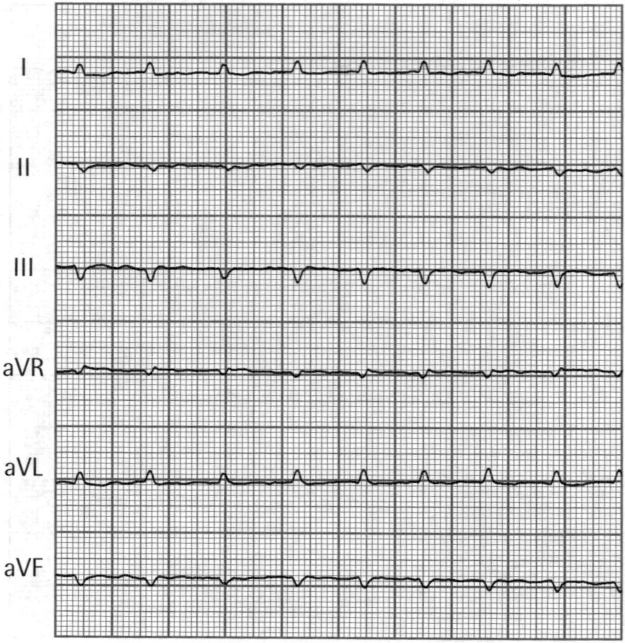


**Abb. 149** Zentrale Niedervoltage. Die Amplitude der Extremitätenableitungen beträgt < 0,5 mV, die der

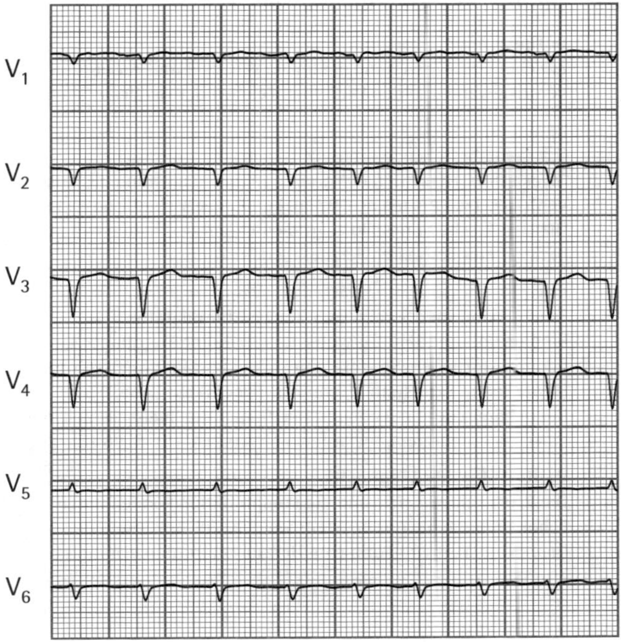


Brustwandableitungen < 0,7 mV. Ursache ist ein großer Perikarderguss.

## 9.3 Dilatative Kardiomyopathie

### Definition

Zunehmende Ausweitung des linken Ventrikels mit Ausdünnung der Ventrikelwand und den klinischen Zeichen der Herzinsuffizienz.

### Ursachen

U.a. lange bestehende arterielle Hypertonie, chronische Myokarditis, Herzvitien mit großer Volumenbelastung des linken Ventrikels (z.B. Aorteninsuffizienz) und genetische Disposition. Gleiches Erscheinungsbild zeigt die ischämische Kardiomyopathie bei schwerer koronarer Herzgefäßerkrankung.

### EKG

Es gibt keine spezifischen EKG-Zeichen für dilatative Kardiomyopathie. Häufig treten unspezifische Erregungsrückbildungsstörungen, Schenkelblockbilder und Rhythmusstörungen (ventrikuläre Extrasystolie, Vorhofflimmern) auf (**Abb. 150**). Bei ischämischer Kardiomyopathie finden sich meist die Zeichen einer oder mehrerer abgelaufener Herzinfarkte (s. S. 96 ff.).

### Weiterführende Diagnostik

Die Ventrikelgeometrie und die Pumpfunktion können durch Echokardiographie gut beurteilt werden. Zur Abklärung der Grundkrankheit ist häufig eine Herzkatheteruntersuchung erforderlich.

## 9.4 Hypertrophe Kardiomyopathie

### Definition

Hypertrophe obstruktive Kardiomyopathie: Progressive Herzmuskelhypertrophie v.a. des linken Ventrikels mit verminderter diastolischer Ventrikelfüllung, evtl. mit Obstruktion der linksventrikulären Ausflussbahn durch einen Septumwulst („Subaortenstenose").

### EKG

Zeichen der linksventrikulären Hypertrophie (Sokolow-Index, s. S. 38), wechselnde ST-Senkungen und Hebungen ohne klassischen Lokalisationsbezug, tiefe gleichschenklige T-Wellen („Pseudoinfarkt"-EKG. s. **Abb. 151**).

### Weiterführende Diagnostik

Echokardiographie (hypertrophierte Wand, Septumhypertrophie, SAM, subvalvuläre Aortenstenose im Doppler), Herzkatheteruntersuchung, Auskultation mit atemabhängigem Systolikum.

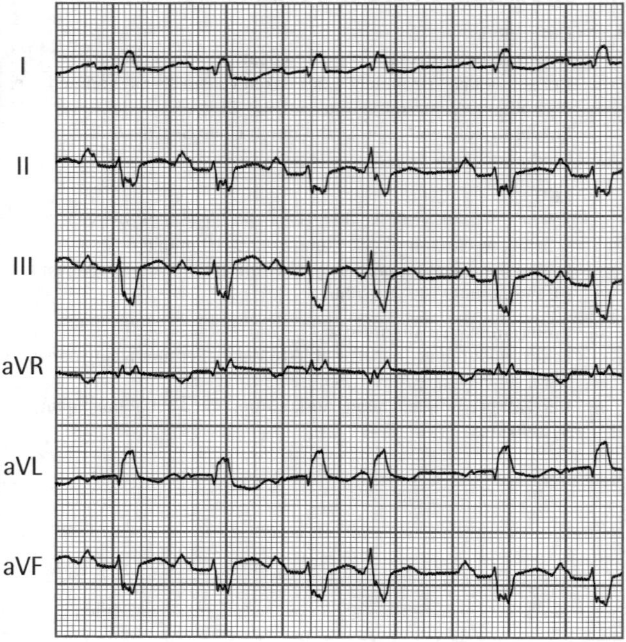


**Abb. 150** Dilatative Kardiomyopathie. Linksschenkelblock, P-sinistroatriale, blockbedingte Erregungsrückbildungsstörungen.

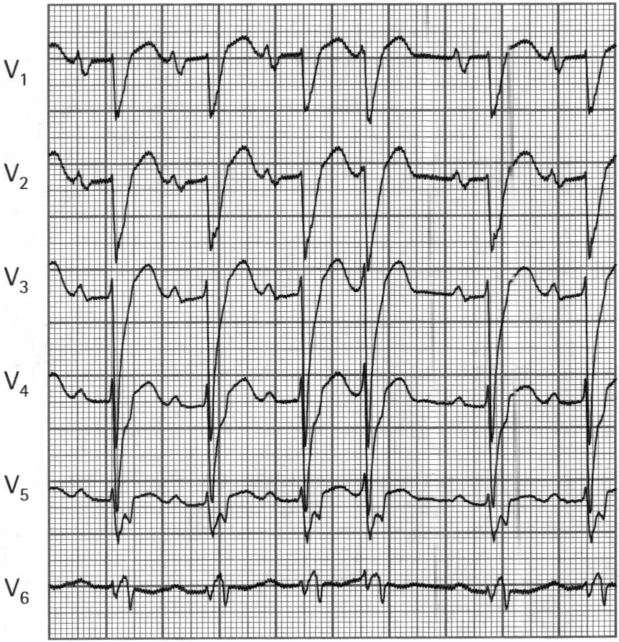


Ventrikuläre Extrasystole.

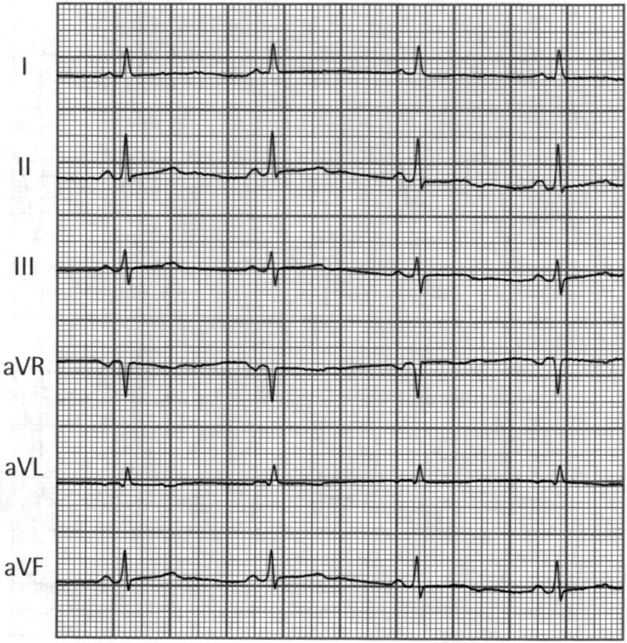


**Abb. 151** Hypertrophe obstruktive Kardiomyopathie. Es finden sich Zeichen der Linksherzhypertrophie (Sokolow-Index $S_{V2}$ + $R_{V5}$

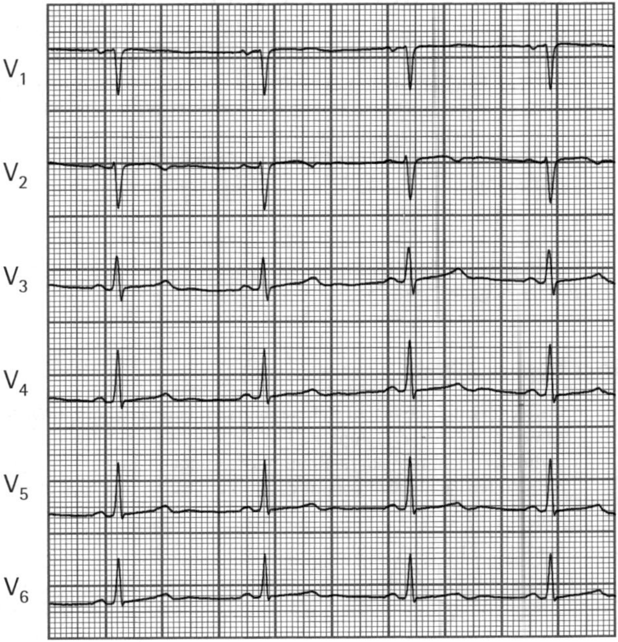


> 3,5 mV), zudem finden sich ST-Streckensenkungen und ST-Streckenhebungen im Sinne eines Pseudoinfarkts.

# 10. Elektrolytstörungen, Medikamente

## 10.1 Hypokaliämie

Bei **Hypokaliämie** kommt es zu Erregungsrückbildungsstörungen, ST-Senkungen, Auftreten einer prominenten U-Welle, schließlich eine TU-Verschmelzungswelle. Hypokaliämie prädisponiert zu Rhythmusstörungen (Vorhofflimmern, Kammerflimmern, Extrasystolie)..

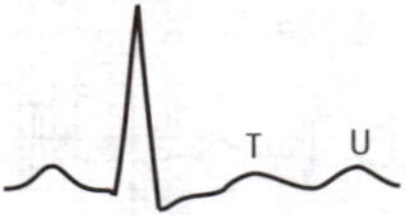


## 10.2 Hyperkaliämie

Die **Hyperkaliämie** macht sich initial durch eine spitzhohe T-Welle bemerkbar, dann verplumpt die T-Welle, der QRS-Komplex verbreitert sich, tachykarde Rhythmusstörungen können hinzutreten, schließlich kommt es zur Bradykardie und Asystolie.

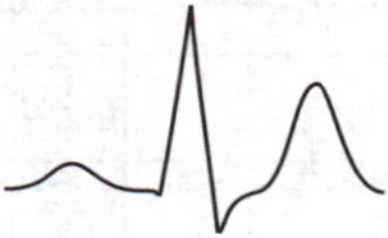

## 10.3 Hyperkalzämie

Die **Hyperkalzämie** führt zu einer Verkürzung der frequenzbezogenen QT-Zeit (siehe Nomogramm, **Abb. 10**, S. 17).

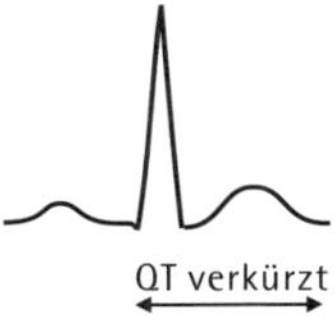


## 10.4 Hypokalzämie

Die **Hypokalzämie** führt zur Verlängerung der QT-Zeit.

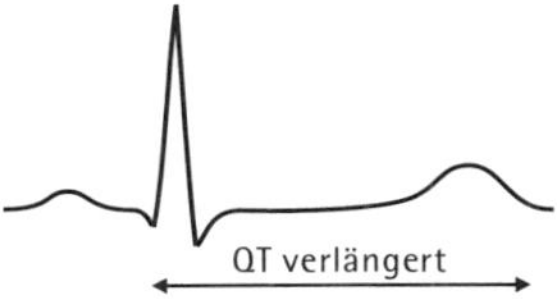


**Anmerkung**
Für alle Elektrolytstörungen gilt, dass es keine genauen Korrelationen zwischen EKG-Veränderungen und Serumspiegeln gibt.

## 10.5 EKG-Veränderungen unter Digitalis

### EKG

Im therapeutischen Spiegel führen Digitalisglykoside zu muldenförmigen ST-Senkungen (**Abb. 152**).
Bei Überdosierung treten Rhythmusstörungen hinzu: (supra-) ventrikuläre Extrasystolie, höhergradige AV-Blockierungen.

I
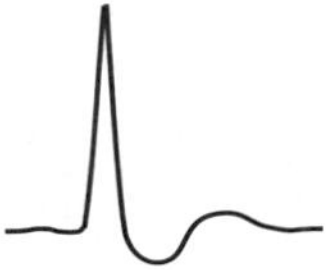

### Cave

Die Wirkungen von Glykosiden werden verstärkt durch Hypokaliämie und Hyperkalzämie (s. S. 238, S. 239).

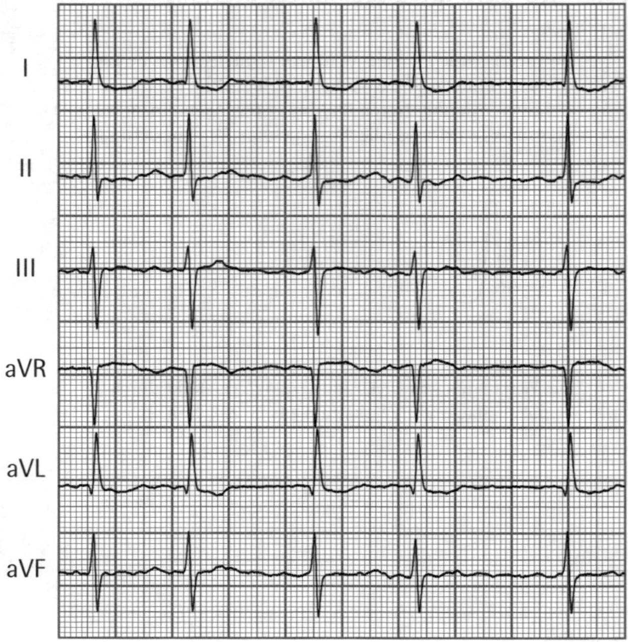


**Abb. 152** Absolute Arrhythmie bei Vorhofflimmern unter Digitalismedikation. Die Glykoside wurden gegeben zur

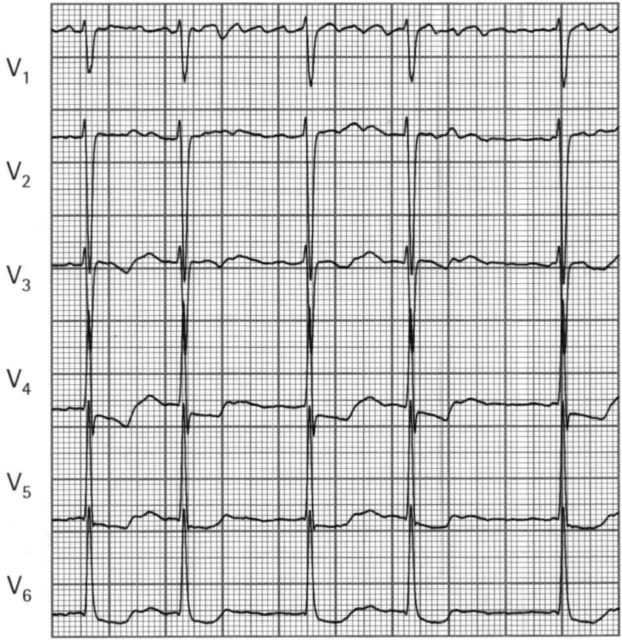


Frequenzkontrolle des Patienten. Es finden sich mulderförmige ST-Streckensenkungen in $V_5$ und $V_6$.

## 10.6 Betablocker, Kalziumantagonisten

**Cave**

Unter folgenden Medikamenten ist dosisabhängig mit einem AV-Block I. Grades, in seltenen Fällen auch II. und III. Grades zu rechnen:

- Kalziumantagonisten vom Verapamil-Typ,
- Betablocker,
- Antiarrhythmika mit betablockierender Nebenwirkung (Sotalol, Propafenon),
- Digitalisglykoside.

Vor allem beim Sinusknotensyndrom sind diese Medikamente unter großer Vorsicht einzusetzen oder kontraindiziert. Vor der Indikationsstellung zur Herzschrittmacherimplantation sollten diese Medikamente abgesetzt werden.

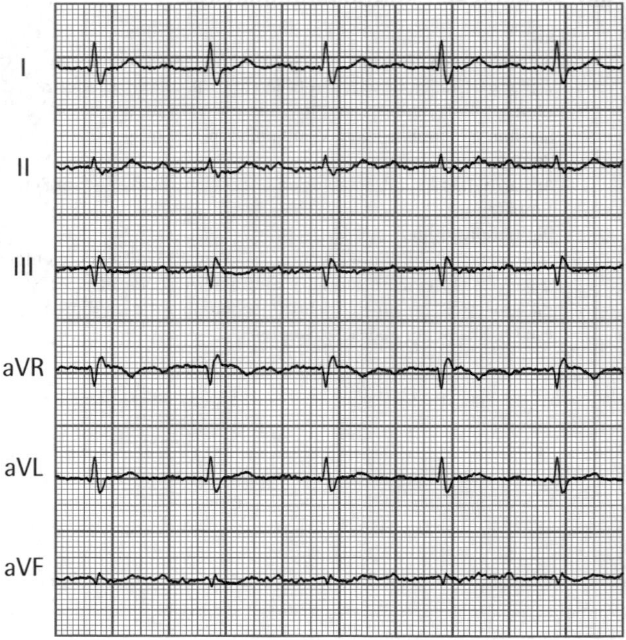


**Abb. 153** EKG-Veränderungen unter Betablocker-Therapie (Metoprolol 2 x 100 mg täglich).

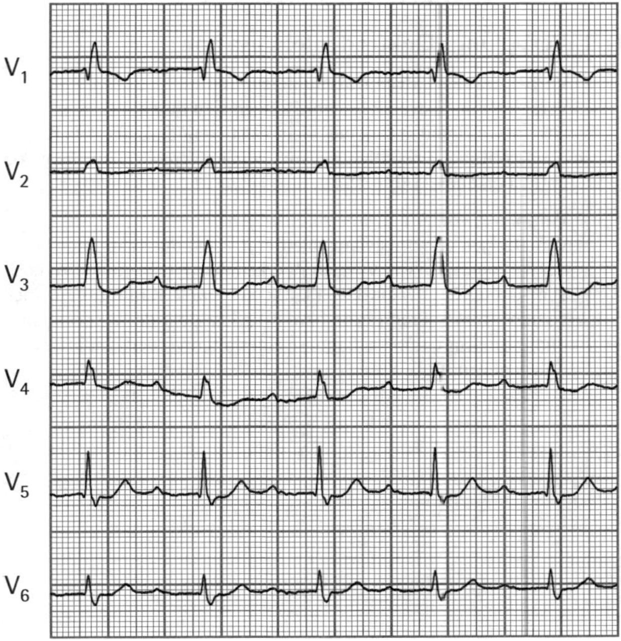


Es findet sich ein AV-Block I. Grades. Vorbestehend ein Rechtsschenkelblock.

# 11. Störeinflüsse und Artefakte

## 11.1 Verpolung, Elektrodenlokalisation

**Verpolung der Extremitätenableitungen**
Verpolung der Extremitätenableitungen sind durch altersabweichenden Lagetyp, nicht existierenden Lagetyp (z.B. alle drei Ableitungen negativ) und vor allem im Vergleich zu einem Vor-EKG zu erkennen (**Abb. 154**).

**Verpolung von Brustwandableitungen**
Verpolungen von Brustwandableitungen sind durch Sprünge bei der R-Progression von $V_1$ nach $V_6$ erkennbar. Ein insgesamt zu hoch abgeleitetes Brustwand-EKG (3. ICR oder gar 2. ICR) führt zu einer verminderten R-Progression bzw. R-Verlust über der Vorderwand und kann somit zur Fehldiagnose eines alten Vorderwandinfarkts Anlass geben (**Abb. 155**).

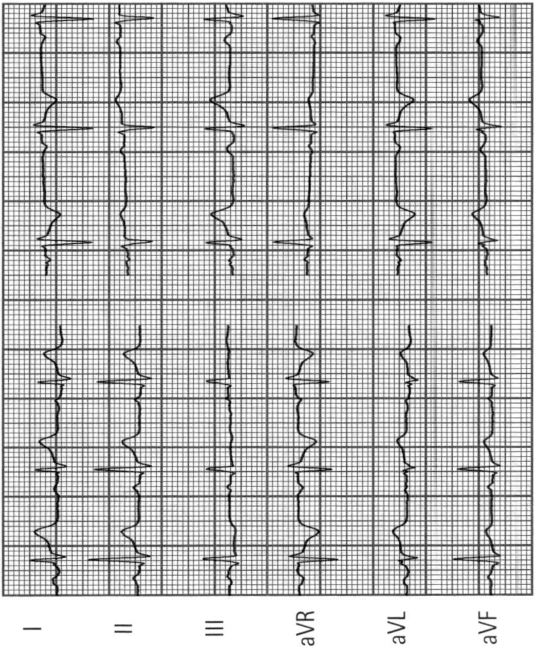


**Abb. 154** Verpolung von I (gelbes Kabel an rechte Hand, rotes Kabel an linke Hand, rechte Seite); korrekte Polung ist links gezeigt.

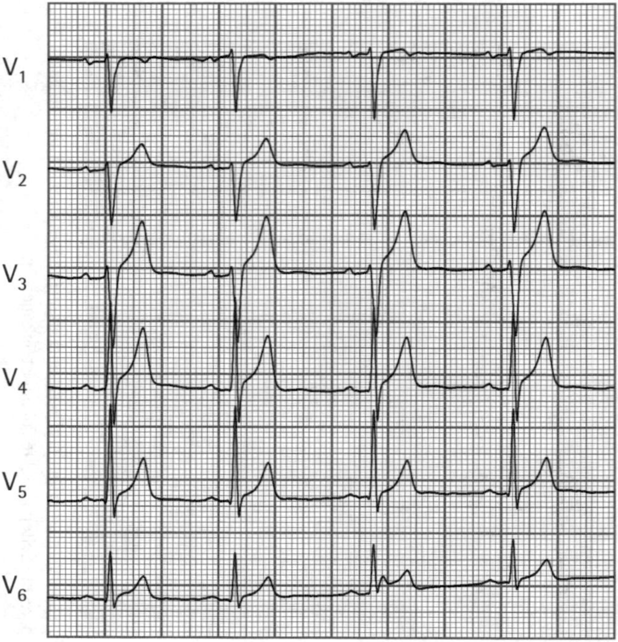


**Abb. 155** Zu hohe Brustwandableitung im 3. ICR. Die R-Amplitude in $V_1$ – $V_3$ ist vermindert, somit kann die

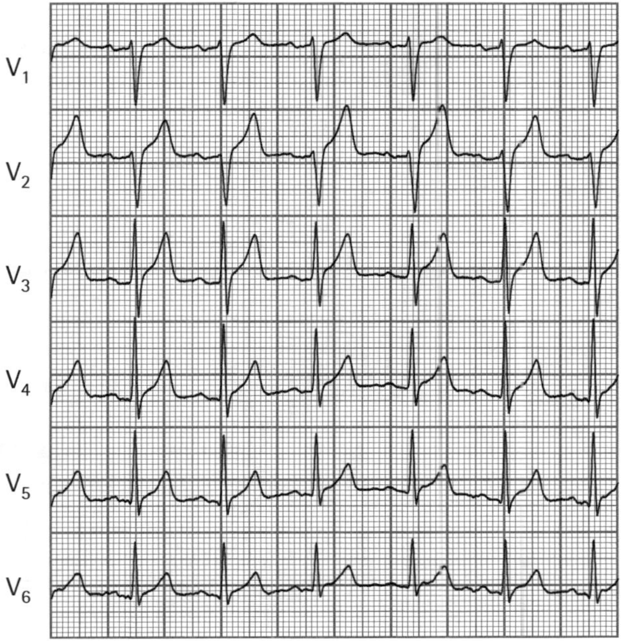


Fehldiagnose eines alten Vorderwandinfarkts gestellt werden (links). Korrekte Ableitung rechts!

## 11.2 Weitere Störungen und Artefakte

### Netzbrumm

Eine häufige Störgröße ist Netzbrumm (**Abb. 156**). Dieser ist an der 50-Hz-Frequenz leicht erkennbar. Es gibt kein physiologisches EKG-Signal mit einer derart hohen Frequenz. Mögliche Ursachen sind fehlende Erdung (schwarzes Kabel nicht angelegt oder defekt) oder sogenannte Erdschleifen (z.B. durch Berührung des Metallbettes mit Fingern oder Zehen). Eine Korrektur der Ursache bei der Ableitung ist einer Filterung in jedem Falle vorzuziehen. EKG-Geräte haben häufig einen sog. „Notch-Filter", der selektiv 50-Hz-Anteile herausfiltert.

### Muskelzittern

Muskelzittern ist ebenfalls hochfrequent und irregulär (**Abb. 157**). Häufig ist dann die P-Welle nicht mehr eindeutig erkennbar und es besteht Verwechslungsmöglichkeit mit Vorhofflimmern (allerdings fehlt die absolute Arrhythmie!). Auch hier ist kausale Abhilfe unbedingt vorzuziehen (entspannte Lage, evtl. Kissen unter das Knie, Wärmeabdeckung gegen Kältezittern).

### Lose Elektroden

Lose oder abgefallene Elektroden können zu Fehldiagnosen führen. **Abb. 158** lässt aus $V_1$ die Fehldiagnose Vorhofflimmern stellen. Erst bei genauem Hinsehen erkennt man, dass in den anderen Ableitungen eine regelmäßige P-Welle vorhanden ist und somit Sinusrhythmus vorliegt. Ursache war ein Kabeldefekt in Ableitung $V_1$.

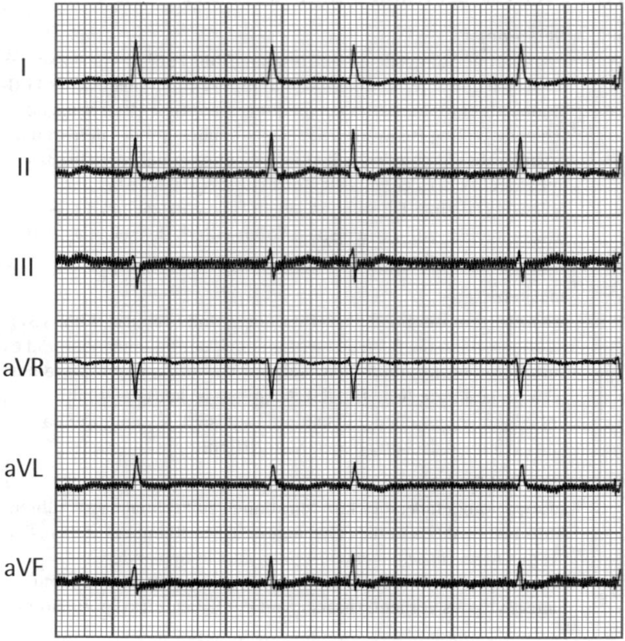


**Abb. 156** Störung durch Netzbrumm. Es besteht eine hochfrequente Störung mit 50 Hz.

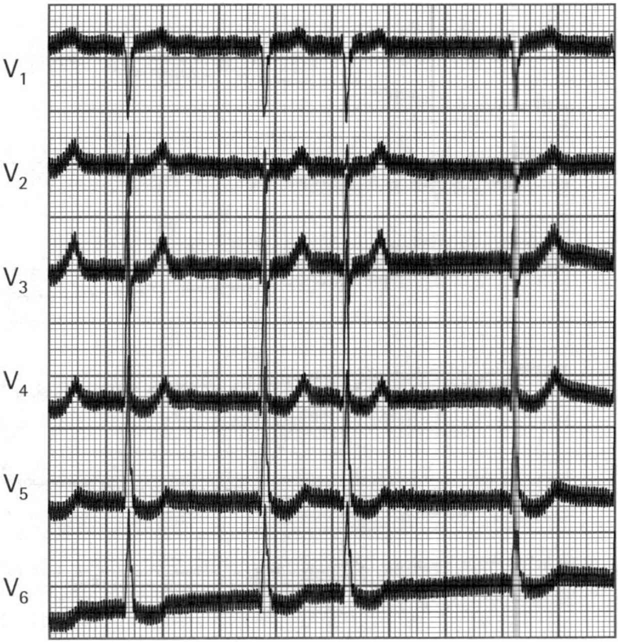
$V_1$
$V_2$
$V_3$
$V_4$
$V_5$
$V_6$

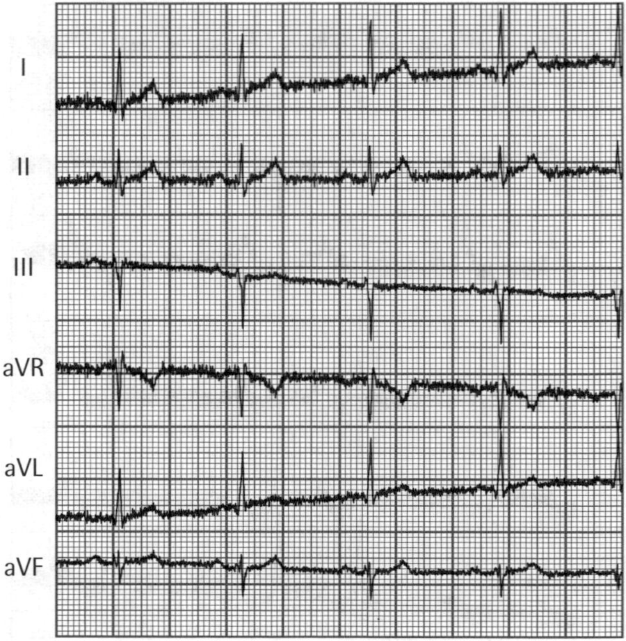


**Abb. 157** Muskelzittern. Ebenfalls hochfrequente Störung mit irregulärem Muster.

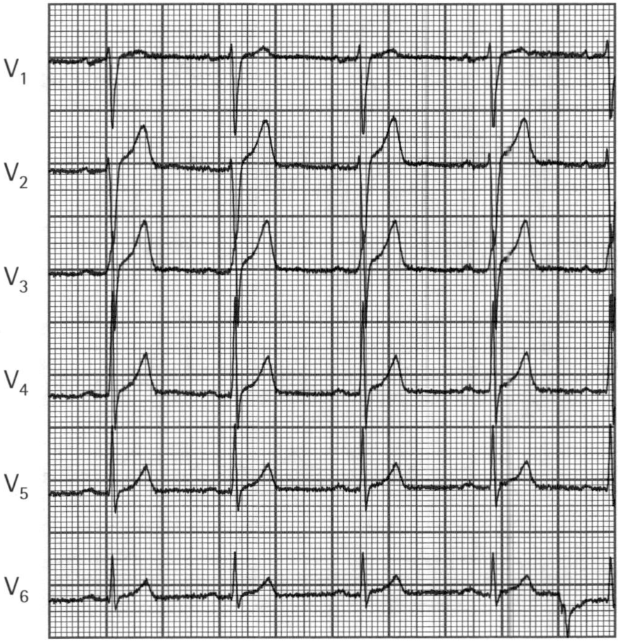

$V_1$
$V_2$
$V_3$
$V_4$
$V_5$
$V_6$

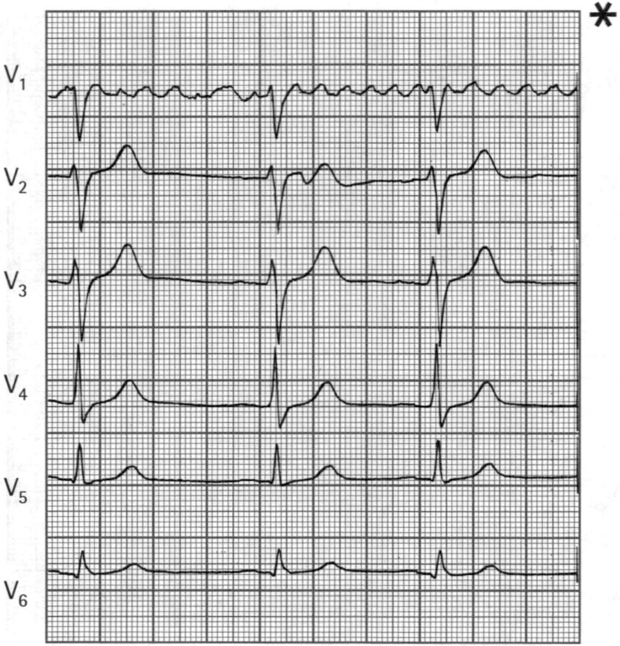


**Abb. 158** Lose Elektrode in $V_1$. Hier besteht die Gefahr der Fehldiagnose von Vorhofflimmern, in den anderen Ableitungen besteht aber eine regelmäßige P-Welle!

# Programmübersicht

## pockets

| | |
|---|---|
| Akupunktur pocket | 978-3-89862-291-2 |
| Anamnese & Untersuchung pocket | 978-3-89862-289-9 |
| Anatomie fast | 978-3-89862-276-9 |
| Arzneimittel Manual 06-07 | 978-3-89862-248-6 |
| Arzneimittel Phytotherapie pocket | 978-3-89862-258-5 |
| Arzneimittel pocket 09 | 978-3-89862-294-3 |
| Arzneimittel pocket plus 09 | 978-3-89862-295-0 |
| Arzneimittel Therapie pocket 07-08 | 978-3-89862-270-7 |
| Arzneimittel Rettungsdienst pocket | 978-3-89862-292-9 |
| Arzneimittel Pädiatrie pocket | 978-3-89862-249-3 |
| Arzneimittel Infektionen pocket | 978-3-89862-273-8 |
| Austria Arzneimittel pocket | 978-3-89862-293-6 |
| Biologie fast | 978-3-89862-232-5 |
| Chirurgie fast | 978-3-89862-261-5 |
| Differenzialdiagnose pocket | 978-3-89862-280-6 |
| EKG Fälle pocket | 978-3-89862-266-0 |
| EKG pocket | 978-3-89862-221-9 |
| GK 3 Termini pocket | 978-3-89862-226-4 |
| Heilpraktiker Kompaktwissen pocket | 978-3-89862-259-2 |
| Homöopathie pocket | 978-3-89862-246-2 |
| Homöopathie für Kinder pocket | 978-3-89862-247-9 |
| Labormedizin pocket | 978-3-89862-254-7 |
| Medizinisches Englisch pocket | 978-3-89862-239-4 |
| Medizinisches Französisch pocket | 978-3-89862-264-6 |
| Medizinisches Spanisch pocket | 978-3-89862-240-0 |
| Medizinisches Italienisch pocket | 978-3-89862-265-3 |
| Medizin Translator pocket | 978-3-89862-274-5 |
| Mensch Körper pocket | 978-3-89862-278-3 |
| Neurologie pocket | 978-3-89862-253-0 |
| Notaufnahme Innere Med. pocket | 978-3-89862-245-5 |
| Normalwerte pocket | 978-3-89862-230-1 |
| Pneumologie pocket | 978-3-89862-279-0 |
| Psychiatrie fast | 978-3-89862-243-1 |
| Wörterbuch Medizin pocket | 978-3-89862-267-7 |
| Patientologie | 978-3-89862-908-9 |
| Notizbuch, Sonderedition | Bestellnummer: 612 |

Stand September 2008

## XXS pockets

| | |
|---|---|
| Antiinfektiva XXS pocket | 978-3-89862-284-4 |
| Asthma XXS pocket | 978-3-89862-281-3 |
| COPD XXS pocket | 978-3-89862-282-0 |
| Pneumonie XXS pocket | 978-3-89862-283-7 |
| Neurologie XXS pocket | 978-3-89862-285-1 |
| Notfall Med. XXS pocket | 978-3-89862-512-8 |

## pockettools

| | |
|---|---|
| EKG pockettool | 978-3-89862-314-8 |
| EKG Lineal pockettool | 978-3-89862-318-6 |
| Asthma/COPD pockettool | 978-3-89862-315-5 |
| DANI pockettool | 978-3-89862-316-2 |
| Med. Engl. pockettool | 978-3-89862-217-9 |

## e-pockets im Mobipocket-Format

- Arzneimittel e-pocket 2007 bzw. Arzneimittel e-pocket 2008
- Arzneimittel e-pocket plus 2007
- EKG e-pocket
- Homöopathie e-pocket
- Medizinisches Englisch e-pocket
- Medizinisches Spanisch e-pocket
- Medizinischer Taschenrechner e-pocket

## e-pocketcards im Mobipocket-Format

- Antibiotika e-pocketcard Set 2008
- Normalwerte e-pocketcard

www.media4u.com

# Programmübersicht

## pocketcards

| | |
|---|---|
| Anamnese & Untersuchung pc | 978-3-929785-84-5 |
| Anästhesie-Intensivmeds pc Set (2) | 978-3-89862-042-0 |
| Antibiotika pocketcard 2009 | 978-3-89862-073-4 |
| Antibiotika pocketcard Set (2) 2009 | 978-3-89862-064-2 |
| Antimykotika pocketcard | 978-3-89862-062-8 |
| Asthma pocketcard Set (2) | 978-3-89862-074-1 |
| COPD pocketcard Set (2) | 978-3-89862-068-0 |
| Demenz pocketcard Set (3) | 978-3-89862-065-9 |
| Depressionen pocketcard Set (2) | 978-3-89862-075-8 |
| Diabetes pocketcard Set (3) | 978-3-89862-066-6 |
| Dyslipidemien pc Set (2) | 978-3-89862-071-0 |
| Echokardiographie pocketcard Set (2) | 978-3-89862-051-2 |
| EKG pocketcard | 978-3-929785-72-2 |
| EKG Auswertungs pocketcard | 978-3-929785-36-4 |
| EKG Lineal pocketcard | 978-3-89862-011-6 |
| EKG pocketcard Set (3) | 978-3-89862-015-4 |
| Elektrol./Säure-Basen pc Set (3) | 978-3-89862-069-7 |
| Epilepsie pocketcard Set (2) | 978-3-89862-054-3 |
| Erste Hilfe pocketcard Set (3) | 978-3-89862-014-7 |
| Geriatrie pocketcard Set (3) | 978-3-89862-055-0 |
| Hypertonie pc Set (2) | 978-3-89862-061-1 |
| Lungenfunktion pocketcard | 978-3-929785-75-3 |
| Med Englisch pocketcard Set (2) | 978-3-89862-050-5 |
| Med Spanisch pocketcard Set (2) | 978-3-89862-049-9 |
| Met. Syndrom pocketcard Set (3) | 978-3-89862-072-7 |
| Neonatologie pocketcard Set (2) | 978-3-89862-053-6 |
| Neurologie pocketcard Set (3) | 978-3-89862-070-3 |
| Normalwerte pocketcard | 978-3-89862-017-8 |
| Notfallmedizin pocketcard Set (2) | 978-3-89862-018-5 |
| Pädiatrie pocketcard Set (2) | 978-3-89862-056-7 |
| Periodensystem pocketcard | 978-3-89862-058-1 |
| Präkl. Schlaganfall-Management. pc | 978-3-89862-046-8 |
| Psychiatrie pocketcard | 978-3-89862-047-5 |
| Reflexzonen pocketcard | 978-3-89862-000-0 |
| Regionalsnästhesie pocketcard Set (3) | 978-3-89862-052-9 |
| Sehpoben pocketcard | 978-3-89862-013-3 |
| Sono Abdomen pc Set (3) | 978-3-89862-063-5 |
| Stroke pocketcard Set (2) | 978-3-89862-045-1 |
| Terminologie pc Set (2) | 978-3-89862-003-1 |
| The English patient pc Set (2) | 978-3-929785-86-9 |
| TNM pocketcard | 978-3-89862-023-9 |
| Wundlineal pocketcard | 978-3-89862-059-8 |

Börm Bruckmeier Verlag

# Index


## A

Aberrante Leitung 156
Ableit
- stellen 12
- systeme 11
Aborisationsblock 44
Absolute Arrhythmie 143, 156, 182
Abszess, myokardialer 82
Active-Can-Technologie 204
Adams-Stokes-Anfall 82
Adenosin 172
AH-Zeit 75
Akute Perikarditis 223
Akzessorische Bahn 175, 176, 178
Angina
- pectoris 90, 123
- vasospastische 91
Anteriorer Schenkel 9
Antiarrhythmika
- Angriffsorte 186
- Proarrhythmie 212
Antidrome Tachykardie 182
Antikoagulation 157
Aorteninsuffizienz 232
Aortenstenose, subvalvuläre 233
Arrhythmie, absolute 143, 156, 182
Artefakte 253
Asystolie 136
Aszendierende Senkungen 90
Atrial fibrillation, lone 157
Atriale Tachykardien 187
Atypischer AV-Reentry 169
Außenschichtschaden 223
Auswertungsbogen 24
Automatiezentren 125
Automatischer Defibrillator 204
AV-Block
- I. Grades 73, 74, 245
- II. Grades 73, 75, 80
- II. Grades, Mobitz 80
- II. Grades, Wenckebach 78
- III. Grades 73, 82
AV-Blockierungen 73
- vagale 136
AV-Dissoziation 128
AV-junktionale Rhythmen 128
AV-Knoten 9, 10
- Arterie 82
- Rhythmen 125, 128, 129, 133
- Rhythmus, mittlerer 128
- Rhythmus, oberer 128
- Rhythmus, unterer 129
- Tachykardie 169, 172
AV-Reentry, atypischer 169
AV-Überleitung 23

## B

Bahn, akzessorische 178
Basisstimulation 203
Bayes-Theorem 122
Bazett-Formel 17, 220, 221
Belastung(s)
- linksventrikuläre 38
- protokoll 118
- rechtsventrikuläre 38
- stufe 118
Betablocker, EKG-Veräderungen 245
Bifaszikulärer Block 43, 68
Bigeminus 192
Biphasisches P 33
Block
- bifaszikulärer 68
- sinuatrialer 132
Bradykarde (s)
- Herzrhythmusstörungen 125
- Vorhofflimmern 143
Bradykardie 23
- reflektorische 135
- Tachykardie-Syndrom 189
Brustwandableitungen 12
Bulbusdruck 171

## C

Cabrerakreis 19
CAST-Studie 198
Chaotische Ventrikelerregung 208
CK 97
CK-MB 97
Common type 164
Couplets 192, 193

## D

Defibrillation 209
Defibrillator
- automatischer 204
- implantierb. Kardioverter- 204
Deformierte Kammermorphologie 192
Deltawelle 177, 182
Digitalisglykoside 241
Dilatative Kardiomyopathie 232
Druckbelastung 31, 33, 34

## E

Echokardiographie, transösophageale 157, 159
Ein-Kammer-Schrittmacher 145
Einthoven 11
Einthovensches Dreieck 11
Eiswasser schlucken 171

EKG
- Abschnitte 10
- Auswertung 23, 24
- Auswertungsbogen 24
- Index 34, 38
- Interpretation 23
- Intervalle 16
- Nomenklatur 10
- normales 16
Ektope Reizbildung 192
Elektrische Herzachse 22
Elektroden
- anlage 11
- lokalisation, falsche 248
- lose 253
Elektrokardioversion 158
Elektrolytstörungen 238
Endokard 87
Endokarditis, bakterielle 82
Erdung, fehlende 253
Ergometrie
- 118, 122
- Abbruchkriterien 123
- Kontraindikationen 123, 124
Ergometrie, Abbruchkriterien 123
Erregung(s) 9
- bildungszentren, sekundäre 125
- leitungssystem 9
Ersatzrhythmus
- 125, 128, 133
- hoher ventrikulärer 125
- ventrikulärer 125
- zentrum 82
Erstickungs-T 96
Extrasystolen
- monotope 192
- polytope 192
Extrasystolie 156
- Behandlung 198
- ventrikuläre 192
Extremitätenableitungen 11, 18

# F

Fast pathway 169
Fibrillation, lone atrial 157
Folgestadium 97
Frühstadium 96
Fkt. Linksschenkelblock 58

# G

Glykoside 241
Goldberger 13

# H

Hämodynamischer Kollaps 208
Hemiblock 43
- linksanteriorer 43, 48
- linksposteriorer 43, 50
Herz
- achse, elektrische 22
- erregung 9
- hypertrophie 31, 34, 38, 233
- infarkt 96, 99
- infarkt, stummer 89, 97
- kammerfrequenz 15
- krankheit, koronare 122
- muskelhypertrophie, progr. 233
- rasen, paroxysmales 183
- rhythmusstrg., bradykarde 125
- rhythmusstrg., tachykarde 152
- schrittmacher 145
- stillstand 133
- tod, plötzlicher 208
- wandaneurysma 97
Hinterwandinfarkt im chron. Stadium 97
His
- Bündel 9, 10, 43
- Bündel-EKG 74, 75
- Potential 75
HOCM 233
Hoher ventrikulärer Ersatzrhythmus 125
Holter-EKG 211
HV-Zeit 75
Hyperkaliämie 238
Hyperkalzämie 239
Hypertrophie
- des linken Vorhofs 33
- des rechten Vorhofs 31
- linksventrikuläre 38, 233
- rechtsventrikuläre 34
Hypokaliämie 238
Hypokalzämie 239

# I

ICD 204
Indifferenztyp 18, 20
Infarkt
- lokalisation 14, 88
- stadien 96
Inkompletter
- Linksschenkelblock 52
- Rechtsschenkelblock 60
Innenschichtischämie 88, 90
Interpretation eines EKG 23
Ischämie
- akute 208
- myokardiale 119
- subendokardiale 87
- subepikardiale 87
- transmurale 87, 88
Isoproterenol-Test 141, 142
Isthmus-Ablation 164

# J

Jervell-Lange-Nielsen-Syndrom 220
J-Punkt 90

# K

Kalziumantagonisten 245
Kammer
- flimmern 208, 211
- morphologie, deformierte 192
- salven 156
- tachykardie, anhaltende 199
- tachykardien 152, 192
- tachykardien, monomorphe 199
- tachykardien, polymorphe 199
Kardiale Synkopen 135
Kardiomyopathie
- dilatative 232
- hypertrophe (obstruktive) 233
Kardioversion 159
Kardioverter-Defibrillator 204
Karditiden 223
Karotis
- druck 171
- druckversuch 137, 138, 164
- glomus 135, 136
- sinus, hypersensitiver 138
- sinusreflex, hyperaktiver 135
- sinussyndrom 135, 136
- sinussyndrom, Reflexbogen 135
Kennzeichen des EKG 23
Kent-Bündel 175
KHK-Prädiktoren 122
Kipptischversuch 140, 141, 142
Kollaps, hämodynamischer 208
Kompensatorische Pause 192
Kompletter
- Linksschenkelblock 53
- Rechtsschenkelblock 65
Kopfwenden, scharfes 135
Koronar
- arterie 96
- stenose 88
- system 87
Koronare Herzkrankheit 122
Kreiserregungen 182
Kurzschluss 175

# L

Lagetypen 18, 19, 22, 23
Leitung
- aberrante 156
- bahn, akzessorische 175
- system 9, 43
Leitungssystem 9
Letzte Wiese 87
Linksanteriorer Hemiblock 48
Linksatrialer Thrombus 157
Linksposteriorer Hemiblock 50
Linksschenkelblock 43
- funktioneller 58
- inkompletter 52
- kompletter 53
Linkstyp 18, 20
- überdrehter 20, 22
Linksventrikuläre
- Belastung 38
- Hypertrophie 38, 233
Lokalisationsdiagnostik 14
Lone atrial fibrillation 157
Lown-Klassifizierung 193
Lungen
- embolie 60
- emphysem 227

# M

Mangeldurchblutung 88
Mechanorezeptoren 140
Messmethodik 15
Minderdurchblutung, funktionelle 118
Mitral
- insuffizienz 33
- stenose 33
Mittl. AV-Knoten-Rhythmus 128
Mobitz 80, 133
Mode-Switch 145
Monomorphe Kammertachykardien 199
Monotope Extrasystolen 192
Multiforme VES 193
Muskel
- bündel, zusätzliches 175
- zittern 253
Myokard
- infarkt 88, 208
- ischämie 87, 96
Myokardiale Ischämie 119
Myokardischämie, Formen 87
Myokarditis, subepikardiale 223

# N

Negative T-Welle 97, 115
Negativitätsbewegung, letzte 44
Nervus vagus 136
Netzbrumm 253
Neurokardiogene Synkope 140
Nichttransmuraler Vorderwandinfarkt 115
Niedervoltage 227
- periphere 227
- zentrale 227
Nomenklatur des EKG 10
Non-Q-wave infarct 115
Normale Zeitintervalle 16
Normales EKG 16
Normalwerte des EKG 16
Notch-Filter 253

# O

Oberer AV-Knoten-Rhythmus 128
Oberer Umschlagspunkt 44
Orthodrome Tachykardien 182
OUP 44
Overdrive, ventrikulärer 203

## P

P, biphasisches 33
Pacing-Funktion 145
Parasystolie 128
Pardée-Q 97
Paroxysmales Herzrasen 183
Pathway 169
Pause, kompensatorische 192
P-dextrokardiale 31
Perikard
- erguss 227
- reiben 223
- tamponade 227
Perikarditis 87, 88, 99
Perikarditis, akute 223
Plötzlicher Herztod 208
P-Mitrale 33
Polymorphe Kammertachykardien 199
Polytope
- Extrasystolen 192
- VES 193
Posteriorer Schenkel 9
P-pulmonale 31, 32
PQ
- Strecke 16
- Zeit 23
Prädiktoren, KHK 122
Präexzitation 175, 182
- syndrome 175, 183, 186
Prinzmetal-Angina 91
Proarrhythmie 212
Programmierte Ventrikelstimulation 203
Pseudoinfarkt-EKG 233
P-sinistrokardiale 33
Purkinje-System 10
PVS 203
P-Welle 10, 16, 23
- sägezahnartige 164

## Q

Q pardée 97
QRS
- Komplex 10, 16, 23, 43
- Komplexe, schmale 171
QT
- Dauer 17, 24
- Syndrom 16, 220
- Zeit 16, 220
- Zeit, frequenzkorr. 17, 220, 221
QTc 24
- Zeit 220
Q-Zacken 10, 24, 97, 98

## R

Radiofrequenzenergie 164
R-auf-T-Phänomen 192, 193
Rechtsherz
- belastung 35, 61
- hypertrophie 35
Rechtsschenkelblock 43
- inkompletter 60
- kompletter 65
Rechtstyp 21, 22
- überdrehter 21, 22
Rechtsventrikuläre
- Belastung 38
- Hypertrophie 34
Reentry-Kreise 208
Reflektorische Bradykardien 135
Regularisierung der Herzfrequenz 157
Reiz 9
Reiz
- bildungssystem 9, 43
Repolarisation 10
Rhythmisierung
- ambulante 161
- zu Sinusrhythmus 158
Rhythmus 23
Romano-Ward-Syndrom 220
R-Progression 23
R-Reduktion 13
RR-Intervalle 23
R-Verlust 53, 97

## S

Sägezahnartige P-Wellen 164
Sagittaltyp 21, 22
Salven 192
SAM 233
Schenkel
- anteriorer 9
- posteriorer 9
Schenkelblock 43
- bifaszikulärer 43
- inkompletter 43
- kompletter 43
- trifaszikulärer 43
Schreibgeschwindigkeit 15
Schrittmacherzentrum, prim. 9
Senkungen
- aszendierende 90
- spiegelbildliche 99
Sensing-Funktion 145
Sinuatrialer Block 132
- I. Grades 132
- II. Grades 132
- III. Grades 133
Sinusbradykardie, vagale 136
Sinusknoten 9, 10, 125
- funktion 9, 189
- syndrom 189
Sinusrhythmus 23
Sinustachykardie 153
- angeborene inadäquate 153
SIQIII-Typ 21, 22
SISIISIII-Typ 21, 22
Slow pathway 169
Sokolow-Index 34, 38, 233
Soll
- Herzfrequenz 118
- Wattzahl 118

Spiegelbildliche Senkungen 99
Spiegelbildliches Verhalten, Herzinfarkt 99
Spitzentorsaden 199, 212
- Behandlungsrichtlinien 219
- Magnesiumtherapie 219
Standard-EKG 11
Stehbrett-Versuch 140
Steiltyp 18, 20
ST-Hebungen 87, 97, 223
Stimulation, programmierte ventrikuläre 203
ST-Messpunkt 90, 91
Störgrößen 253
Störungen 253
ST-Senkungen 87, 88, 90, 238
- aszendierende 91, 119
- deszendierende 90, 119
- horizontale 90, 119
ST-Strecke 10, 24
Stummer Herzinfarkt 89, 97
Subaortenstenose 233
Subendokardiale Ischämie 87
Subepikardiale Ischämie 87
Subvalvuläre Aortenstenose 233
Supraventrikuläre
- Extrasystolie, Behandlung 198
- Tachykardien 152
Synkope
- kardiale 135
- neurokardiogene 140
- vasodepressorische 140
S-Zacke 10

## T

Tachykarde(s)
- Herzrhythmusstörungen 152
- Vorhofflimmern 156
Tachykardien 23
- antidrome 182
- atriale 187
- orthodrome 182
- supraventrikuläre 152
- ventrikuläre 152
Tawara-Schenkel 9, 43
TEE 157
Thoraxschmerz 123
Thrombus, linksatrialer 157
T-Negativierung 97
Torsade des pointes 199, 212
Transmurale Ischämie 87, 88
Transösophageale Echokardiographie 157
Trifaszikulärer Block 43
Trigeminus 192
TU-Verschmelzungswelle 238
T-Welle 10, 24
- negative 115
- spitze, hohe 238

## U

Überdrehter
- Linkstyp 22
- Rechtstyp 22
Überdruckventil 140
Umschlagspunkt, oberer 44
Unipolare Ableitungen 13
Unterer AV-Knoten-Rhythmus 129
Untersuchungsablauf 23
U-Welle 10
- prominente 238

## V

Vagus
- manöver 171
- reizung 183
Vasodepressorische Synkope 140
Vasospastische Angina 91
Ventrikel
- erregung, chaotische 208
- stimulation, programmierte 203
Ventrikuläre
- Ersatzrhythmus, hoher 125
- Extrasystolie 192
- Extrasystolie, Behandlung 198
- Overdrive 203
- Tachykardien 152
Verborgenes WPW-Syndrom 177
Verpolung 248
Volumenbelastung 31, 33
Vorderwandinfarkt, nichttransmuraler 115
Vorhofflattern 164
Vorhofflimmern 143
- Antikoagulation 160
- bei WPW-Syndrom 182
- bradykardes 143
- idiopathisches 157
- tachykardes 156
- Therapie 158
Vorhofhypertrophie 31, 33
Vorhofleitungsbahnen 9
Vorhoftachykardie 187

## W

Wenckebach 78, 132
Wilson 12
WPW-Syndrom 175, 176
- und Vorhofflimmern 182
- verborgenes 177

## Z

Zeitintervalle, normale 16
Zweier-Salven 192
Zwei-Kammer-Schrittmacher 145
Zwischenstadium 97

# A.1 EKG-Kurzreferenz

## Herzhypertrophie

### Hypertrophie des rechten Vorhofs

P-Dextroatriale (P-Pulmonale):
überhöhte, spitze P-Welle > 0,2 mV, vor allem in II, III und aVF

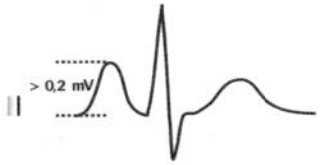


### Hypertrophie des linken Vorhofs

P-Sinistroatriale (P-Mitrale):
Verbreiterung der P-Welle > 0,1 s, vor allem in I, II, $V_1$ - $V_3$, in $V_1$ häufig biphasisches P mit betontem negativen Anteil

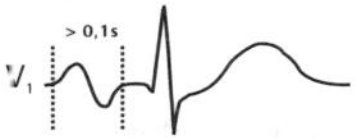


### Rechtsventrikuläre Hypertrophie

großes R in $V_1$, Sokolow-Index: $R_{V2}$ + $S_{V5}$ > 1,05 mV, Rechtstyp - überdrehter Rechtstyp, evtl. Rechtsschenkelblockbild

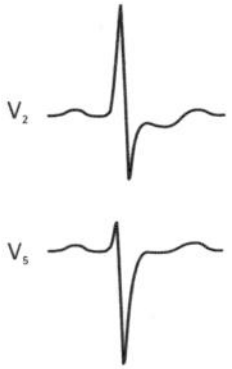


### Linksventrikuläre Hypertrophie

großes R in $V_6$, Sokolow-Index: $S_{V2}$ + $R_{V5}$ > 3,5 mV, Linkstyp - überdrehter Linkstyp

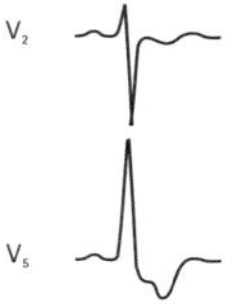


## Schenkelblock

### Linksanteriorer Hemiblock

keine Verbreiterung des QRS-Komplexes, jedoch überdrehter Linkstyp

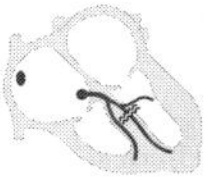

### Linksposteriorer Hemiblock

keine Verbreiterung des QRS-Komplexes, aber überdrehter Rechtstyp

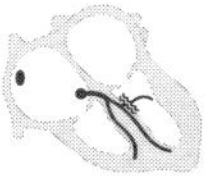

### Inkompletter Linksschenkelblock

Verbreiterung des QRS-Komplexes > 0,10 s, jedoch < 0,12 s, oft Reduktion

der R-Amplitude über der Vorderwand

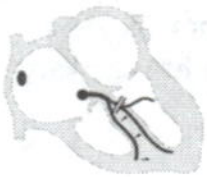

**Kompletter Linksschenkelblock**
Verbreiterung des QRS-Komplexes ≥ 0,12 s, Verzögerung des oberen Umschlagspunktes in $V_6$ > 0,05 s, häufig R-Verlust über der Vorderwand, Erregungsrück-bildungsstörungen linkspräkordial und ST-Streckenhebungen

**Inkompletter Rechtsschenkelblock**
Verbreiterung des QRS-Komplexes > 0,10 s, jedoch < 0,12 s, Verspätung des oberen Umschlagspunktes $V_1$ > 0,03 s, meist R'-Zacke in $V_1$

**Kompletter Rechtsschenkelblock**
Verbreiterung des QRS-Komplexes ≥ 0,12 s, Verspätung des oberen Umschlagspunktes in $V_1$ > 0,03 s, häufig RSR'-Komplex in $V_1$, Erregungs-rückbildungsstörungen in $V_1$–$V_3$

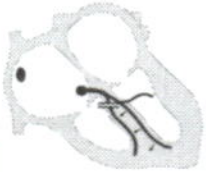

## AV-Blockierungen

**AV-Block I. Grades**
Verlängerung der PQ-Zeit > 0,20 s, jede P-Welle von einem QRS-Komplex gefolgt

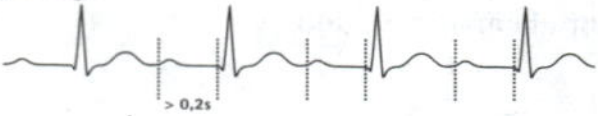


**AV-Block II. Grades, Typ Wenckebach**
intermittierender Ausfall eines QRS-Komplexes nach einer P-Welle, bei langsamer Zunahme der PQ-Zeit bis zum Ausfall und gegensinniger Abnahme der RR-Intervalle

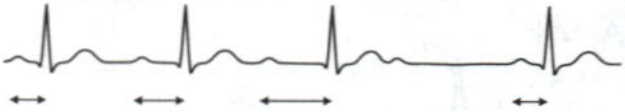

**AV-Block II. Grades, Typ Mobitz**
intermittierender Ausfall eines QRS-Komplexes nach einer P-Welle, bei konstanter PQ-Zeit

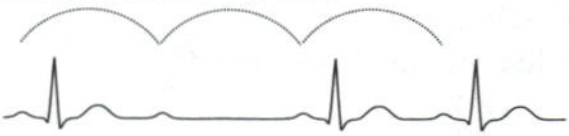

**AV-Block III. Grades**
keine Beziehung zwischen P-Wellen und QRS-Komplexen (da keine AV-Überleitung), Ersatzzentrum im His-Bündel mit schmalem QRS-Komplex oder

Ersatzzentrum im Ventrikel mit schenkelblockartig deformiertem Kammerkomplex

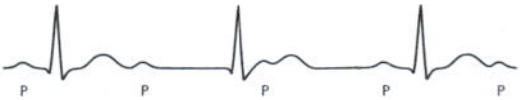


## Myokardischämie

### Angina pectoris

horizontale oder deszendierende ST-Senkungen

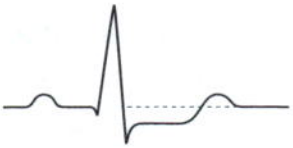

### Herzinfarkt

*Frühstadium*: Erstickungs-T
*Stadium I*: ST-Hebungen, erhaltene R-Zacken, keine Q-Zacken und noch positive T-Welle
*Zwischenstadium*: ST-Hebung nimmt ab, R-Amplitude vermindert sich, kleine Q-Zacken entstehen und die T-Welle wird negativ
*Folgestadium*: die Q-Zacken und der R-Verlust bilden sich aus
*chronisches Stadium*: R-Verlust über der Vorderwand, fakultativ Q-Zacken über der Vorderwand, die T-Welle wieder positiv, ST-Hebungen verschwunden

| Stadium | Alter | EKG-Bild | Merkmal |
|---|---|---|---|
| Früh-stadium | wenige Minuten | 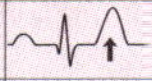 | Erstickungs-T |
| Stadium I | bis 6 Std | 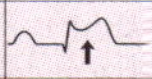 | ST-Hebung<br>R noch groß<br>Q noch klein |
| Zwischen-stadium | > 6 Std | 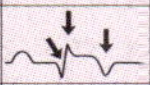 | ST-Hebung<br>mit T-Negativierung<br>R-Verlust, Infarkt-Q |
| Stadium II | Folge-stadium | 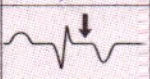 | Infarkt-Q<br>T-Negativierung<br>ST-Normalisierung |
| Stadium III | End-stadium | 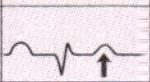 | persist. Q<br>R-Verlust<br>T-Normalisierung |

### Nichttransmuraler Vorderwandinfarkt

gleichschenklig negative T-Wellen über der Vorderwand, ohne Hebungen, ohne R-Verlust und ohne Entwicklung von Q-Zacken

## Bradykarde Herzrhythmusstrg.

**AV-Knoten-Rhythmen**

*1. Oberer AV-Knoten-Rhythmus:*
P-Welle in I, II, III und aVF negativ, PQ-Zeit evtl. verkürzt

*2. Mittlerer AV-Knoten-Rhythmus:*
P-Welle (Vorhoferregung) im Kammerkomplex verborgen

*3. Unterer AV-Knoten-Rhythmus:*
P-Welle am Ende des QRS-Komplexes, in I, II und III negativ

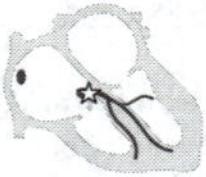

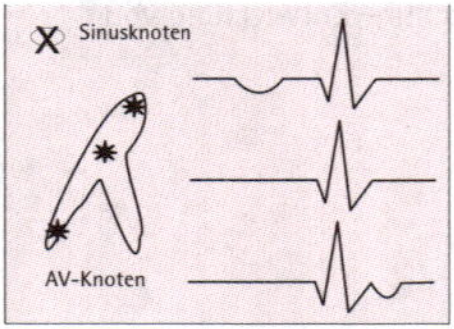


## Sinuatrialer Block

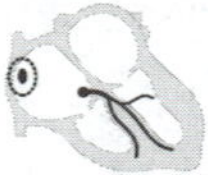

**Sinuatrialer Block I. Grades**
Verlängerung der sinuatrialen Leitungszeit (im Standard-EKG nicht diagnostizierbar)

**Sinuatrialer Block II. Grades, Typ Wenckebach**
progressive sinuatriale Leitungsverzögerung bis zum Ausfall der Überleitung: progressive Verkürzung der PP-Abstände bei gleichbleibendem PQ-Intervall, bis zum Auftreten einer Pause, die kürzer ist als zwei PP-Intervalle

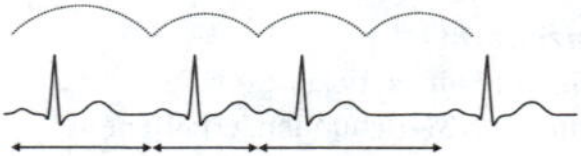

**Sinuatrialer Block II. Grades, Typ Mobitz**
intermittierende Pausen eines Vielfachen des PP-Abstandes

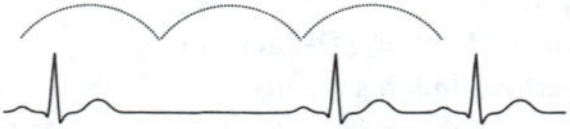

**Sinuatrialer Block III. Grades**
kompletter Block der sinuatrialen Leitung,

Ersatzrhythmus aus AV-Knoten oder Ventrikel

**Reflektorische Bradykardien: Karotissinussyndrom**
Sinusbradykardie (bis Asystolie) und AV-Blockierungen (bis AV-Block III°) mit Vasodilatation und Blutdruckabfall bei Druck auf Karotisglomus

**Neurokardiogene Synkope**
Bradykardie und periphere Vasodilatation mit Hypotension durch ventrikuläre "Überdruckventil"-Mechanorezeptoren

**Bradykardes Vorhofflimmern**
keine P-Wellen, unregelm. verlaufende Nullinie bei bradykarder Herzfrequenz (< 40/min) und absoluter Arrhythmie

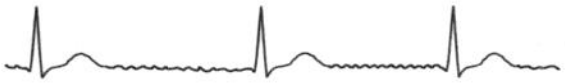

## Tachykarde Herzrhythmusstrg.

**Sinustachykardie**
Supraventrikuläre Tachykardie mit einer Sinusfrequenz > 90/min

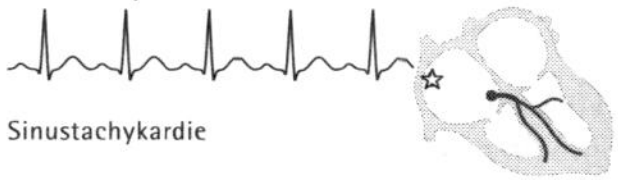

Sinustachykardie

**Tachykardes Vorhofflimmern**
keine P-Wellen, unregelmäßig verlaufende Nullinie, Vorhoffrequenz > 350/min, Kammerfrequenz > 90/min, absolute Arrhythmie

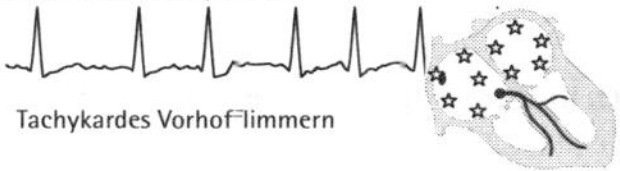

Tachykardes Vorhofflimmern

**Vorhofflattern**
Vorhoffrequenz von 240/min – 350/min, sägezahnartige P-Wellen, regelmäßige oder unregelmäßige Überleitung über den AV-Knoten

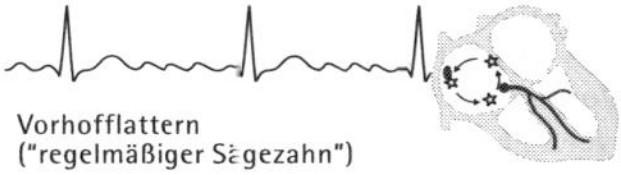

Vorhofflattern
("regelmäßiger Sägezahn")

**AV-Knoten-Tachykardie**
schmale QRS-Komplexe,
P-Wellen im QRS-Komplex verborgen,
evtl. Erregungsrückbildungsstörungen

und ST-Streckensenkungen

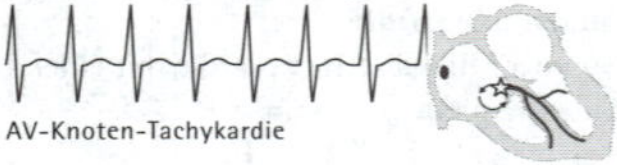

AV-Knoten-Tachykardie

**WPW-Syndrom**

**Sinusrhythmus bei WPW-Syndrom:**
kurzes PQ-Intervall, Deltawelle, QRS-Komplex > 0,12 s, Erregungsrückbildungsstörungen

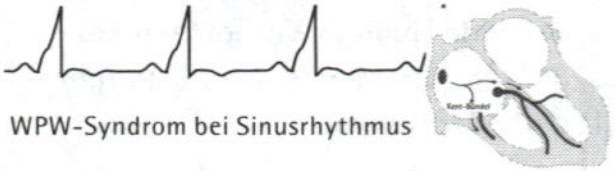

WPW-Syndrom bei Sinusrhythmus

**Orthodrome Tachykardie bei WPW**
regelmäßige Tachykardie, schmaler Kammerkomplex, die P-Welle am Ende des QRS-Komplexes in früher ST-Strecke erkennbar, keine Deltawelle vorhanden

**Antidrome Tachykardie bei WPW**
regelmäßige Tachykardie, ausgeprägte Deltawelle, kurzes PQ-Intervall und verbreiterter QRS-Komplex

**Vorhofflimmern bei WPW**
wechselnde RR-Abstände (absolute Arrhythmie), von Schlag zu Schlag unterschiedlich stark ausgeprägte Deltawelle, wechselnde QRS-Morphologie

**Atriale Tachykardie**
regelmäßige P-Wellen in einer Frequenz von 100 – 200/min, z. T. mit negativer Morphologie in II, III und aVF

**Sinusknotensyndrom**
wechselnd tachykarde Rhythmusstörungen (Vorhofflimmern, Vorhofflattern, atriale Tachykardien) und bradykarde Herzrhythmusstörungen (sinuatrialer Block, Sinusbradykardien), manchmal auch mit AV-Blockierungen

**Ventrikuläre Extrasystolie**
Extraschläge mit verbreitertem QRS-Komplex und deformierter Kammermorphologie,
evtl. kompensatorische Pause

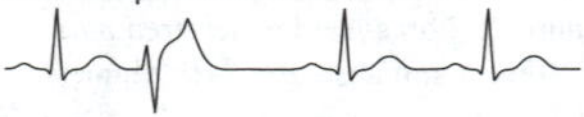

*Bigeminus*: jedem Sinusschlag folgt eine Extrasystole

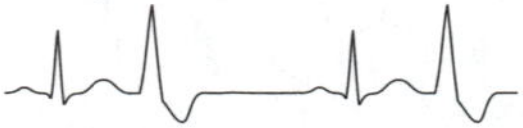

*Trigeminus*: jedem 2. Sinusschlag folgt eine Extrasystole
*Couplet*: 2er-Salve

*R-auf-T-Phänomen*: früh einfallende Extrasystolen

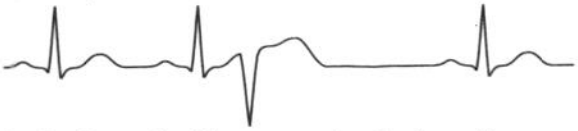

**Anhaltende Kammertachykardie**
Tachykardie mit verbreitertem QRS-Komplex bei Frequenz > 90/min

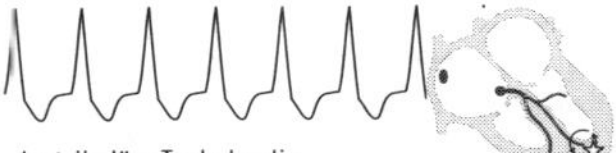

Ventrikuläre Tachykardie

DD: supraventrikuläre Tachykardie mit Schenkelblock

**Kammerflimmern**
Chaotische Ventrikelerregung

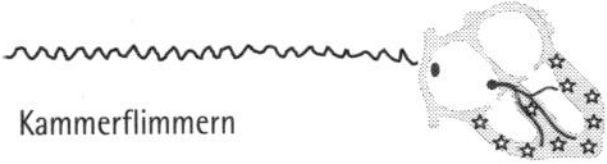

Kammerflimmern

**QT-Syndrom**
Abnorme Verlängerung der frequenzkorrigierten QT-Zeit

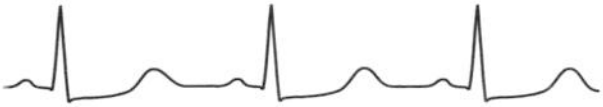

## Entz. Herzerkrankungen und Kardiomyopathie

**Akute Perikarditis**
ST-Hebungen simultan über Vorderwand und Hinterwand (keine spiegelbildlichen Senkungen), Hebungen entspringen typischerweise der S-Zacke

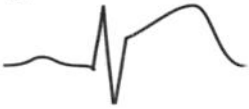

**Hypertrophe (obstruktive) Kardiomyopathie**
Zeichen der linksventr. Hypertrophie (Sokolow-Index, wechselnde ST-Senkungen und ST-Hebungen ohne klassischen Lokalisationsbezug, tiefe gleichschenklige T-Wellen („Pseudoinfarkt"-EKG).

**Dilatative Kardiomyopathie**
unspezifische Erregungs-rückbildungsstörungen

## Elektrolytstörungen und Einflüsse von Medikamenten

**Hypokaliämie**
Erregungsrückbildungsstörungen, ST-Senkungen, Auftreten einer prominenten U-Welle, schließlich TU-Verschmelzungswelle

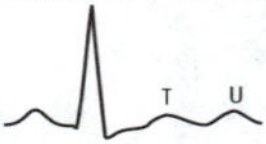


**Hyperkaliämie**
initial spitzhohe T-Welle, dann T-Welle verplumpt, QRS-Komplex verbreitert, evtl. mit tachykarden Rhythmusstörungen, schließlich mit Bradykardie und Asystolie

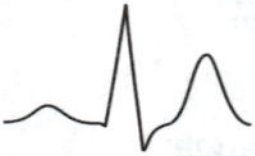

**Hyperkalzämie**
Verkürzung der frequenzbezogenen QT-Zeit

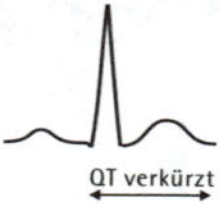


**Hypokalzämie**
Verlängerung der QT-Zeit

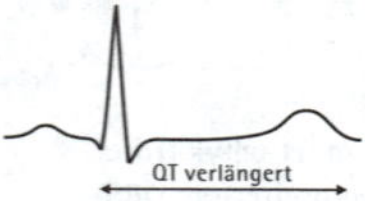


**EKG-Veränderungen unter Digitalisglykosiden**
muldenförmige ST-Senkungen, evtl. AV-Blockierungen

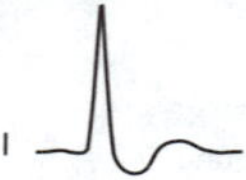

# EKG-Auswertung

| | |
|---|---|
| **Patient** | Initialen ☐☐ Geburtstag (Tag / Monat / Jahr) Geschlecht W M<br>klin. Hauptdiagnose:<br>Antiarrhythmika: Digitalis ○ |
| **RR-Intervalle** | regelmäßig J N |
| **Frequenz** | / min Tachykardie (> 90/min) ○ Bradykardie (< 50/min) ○ |
| **P-Welle** | positiv in I, II, III (Sinusrhythmus) J N<br>regelmäßig, gefolgt von QRS J N — absolute Arrhythmie (Vorhofflimmern) ○<br>"Sägezahn" (Vorhofflattern) ○ |
| **PQ-Zeit** | 0,12 – 0,20 s J N — kürzer, < 0,12 s ○ länger, >0,2 s (AV-Block) ○ |
| **Lagetyp** | altersgerecht J N — S Q -Typ ○ Sagittaltyp (S S S -Typ) ○<br>überdr. Rechtstyp ○ Rechtstyp ○ überdr. Linkstyp ○<br>Steiltyp ○ Indifferenztyp ○ Linkstyp ○ |
| **QRS-Komplex** | QRS-Dauer normal < 0,1 s J N — inkompletter Schenkelblock (0,10 – 0,12 s) ○<br>kompletter Schenkelblock (> 0,12 s) ○<br>OUP in V verspätet (> 0,03 s) ⟶ RSB ○<br>OUP in V verspätet (>0,05 s) ⟶ LSB ○ |
| **R-Progression** | in V – V normal J N — mangelnde R-Progression in ○ V ○ V ○ V ○ V ○ V ○ V |
| **Q-Zacke** | signifikant pathologisch, in J N ○ V ○ V ○ V ○ V ○ V ○ V ○ II ○ III ○ aVF |
| **Hypertrophie-zeichen** | J N S + R > 3,5 mV (Sokolow li.) ○ R + S > 1,05 mV (Sokolow re.) ○ |
| **ST-Strecke** | isoelektrisch J N — ST-Hebung in ○ V ○ V ○ V ○ V ○ V ○ V ○ I ○ II ○ III ○ aVR ○ aVL ○ aVF<br>ST-Senkung in ○ V ○ V ○ V ○ V ○ V ○ V ○ I ○ II ○ III ○ aVR ○ aVL ○ aVF<br>aszend. ○ horizont. ○ deszend. ○ muldenförmig ○ |
| **T-Welle** | positiv in I – III, V –V J N — T-Negativierung gleichsch ○ präterminal ○ terminal ○ |
| **QT-Dauer** | QT normal (0,40–0,44) J N QT-Dauer: frequenzkorrigierte QT-Dauer (QT ) nach Bazett: $\frac{QT\ (s)}{\sqrt{RR\ (s)}}$ |
| **Beurteilung (EKG-Diagnose)** | normal ○ fraglich pathologisch ○ pathologisch ○ n. ICD 10 |
| | Unterschrift Datum (Tag / Monat / Jahr) |

## A.2 Notfalltasche

Vorschlag zur Bestückung eines Ampullariums

| **Wirkstoff** (Anzahl Ampullen) | **Handelsname** (Beispiel) | **I.v.-Erstdosierung Erwachsene** |
|---|---|---|
| **Adrenalin 1mg** (4 Amp) | Suprarenin | Reanimation: 1mg unverdünnt<br>Anaphylaxie: 1mg 1:10 verdünnt |
| **Adenosin 6mg** (2 Amp) | Adrekar | 6–12mg |
| **Ajmalin 50mg** (2 Amp) | Gilurytmal | 50mg langsam |
| **Atropin 0,5mg** (4 Amp) | Atropinsulfat Braun | 1mg |
| **Azetylsalizylsäure 500mg** (1 Amp) | Aspisol | 500mg |
| **Budesonid 0,2mg/Hub** (1 Spray) | Pulmicort-Spray | 1–2 Hübe |
| **Butylscopolamin 20mg** (2 Amp) | Buscopan | 20–40mg n. Wirkung |
| **Dexamethason 40mg** (2 Amp) | Fortecortin | Anaphylaxie: 20–40mg<br>WS-Trauma: mind. 80mg |
| **Diazepam 10mg** (3 Amp) | Valium | 0,2mg/kg |
| **Dimetindenmaleat 4mg** (2 Amp) | Fenistil | 4mg |
| **Etomidat 20mg** * (1 Amp) | Hypnomidate | 0,2mg/kg |

| Wirkstoff (Anzahl Ampullen) | Handelsname (Beispiel) | I.v.-Erstdosierung Erwachsene |
|---|---|---|
| **Fenoterol 200µg/Hub** (1 Spray) | Berotec-Spray | 1–2 Hübe |
| **Furosemid 20mg** (3 Amp) | Lasix | 20mg |
| **Glukose 40%** (4 Amp) | Glucose | 2–4g n. Wirkung |
| **Glyceroltrinitrat 0,4mg/Hub** (1 Spray) | Nitrolingual | 2 Hübe, wenn RR > 100 |
| **Heparin 5000 E** (2 Amp) | Liquemin | 5000 E Bolus |
| **Lidocain 100mg** (2 Amp) | Xylocain 2% | 1–1,5mg/kg |
| **Magnesium 50%** (1 Amp) | Mg5-Sulfat Artesan | 1 Amp in 100 ml NaCl als Kurzinfusion |
| **Morphin 10mg** ** (2 Amp) | Morphin | 2–5mg n. Wirkung |
| **Naloxon 0,4mg** (2 Amp) | Narcanti | 0,1–0,2mg |
| **Propofol 30mg** * (2 Amp) | Disoprivan | 1–2mg/kg |
| **Succinylcholin** * (2 Amp) | Lysthenon | 1–1,5mg/kg (Cave: kühl lagern oder Trockensubstanz verwenden!) |
| **Theophyllin 200mg** (2 Amp) | Euphyllin | 200mg |

| **Wirkstoff** (Anzahl Ampullen) | **Handelsname** (Beispiel) | **I.v.-Erstdosierung Erwachsene** |
|---|---|---|
| **Urapidil 50mg** (1 Amp) | Ebrantil | 25mg langsam als Bolus, dann nach Wirkung |
| **Vecuroniumbromid 4mg** * (2 Amp) | Norcuron | 0,6mg/kg |
| **Verapamil 5mg** (2 Amp) | Isoptin | 0,075–0,15mg/kg langsam |

* wird nur benötigt, wenn Intubationsnarkosen erforderlich

** Betäubungsmittel: es gelten eigene Vorschriften und besondere Verschreibungs- und Aufbewahrungsrichtlinien

## A.3 Therapie bei Kammerflimmern

(begleitet von allgemeinen Reanimationsmaßnahmen nach der ABC-Regel)

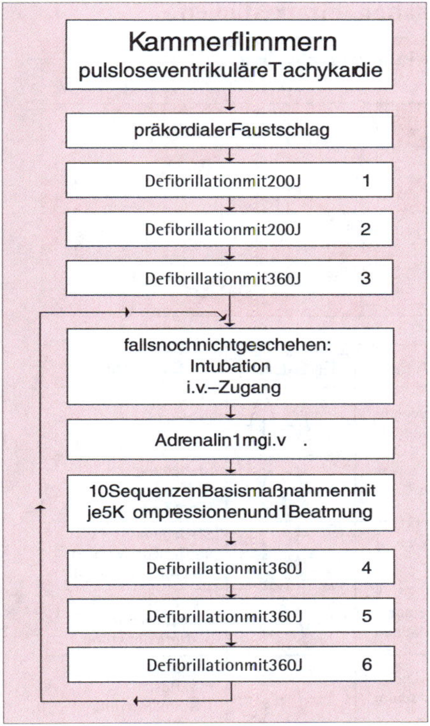

## A.4 Infarktlokalisation, Infarktstadien

| Infarktlokalisation | I | II | III | aVL | aVF | $rV_4$ | $V_2$ | $V_3$ | $V_4$ | $V_5$ | $V_6$ |
|---|---|---|---|---|---|---|---|---|---|---|---|
| VW-Spitze | + | | | + | | | + | + | + | | |
| anteroseptal | | | | | | | + | + | | | |
| anterolateral | + | | | + | | | | | | + | + |
| posterolateral | | | + | | + | | | | | + | + |
| Hinterwand | | + | + | | + | | | | | | |
| rechtsventrikulär | | | + | | + | + | (+) | | | | |

| Stadium | Alter | EKG-Bild | Merkmal |
|---|---|---|---|
| Früh-stadium | wenige Minuten | 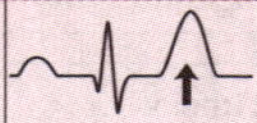 | Erstickungs-T |
| Stadium I | bis 6 Std. | 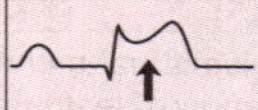 | ST-Hebung<br>R noch groß<br>Q noch klein |
| Zwischen-stadium | > 6 Std | 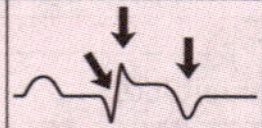 | ST-Hebung<br>mit T-Negativierung<br>R-Verlust, Infarkt-Q |
| Stadium II | Folge-stadium | 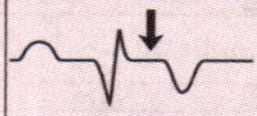 | Infarkt-Q<br>T-Negativierung<br>ST-Normalisierung |
| Stadium III | End-stadium | 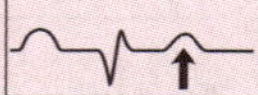 | persist. Q<br>R-Verlust<br>T-Normalisierung |

## A.5 QT-Dauer: Frequenzabhängigkeit, Bazett-Formel

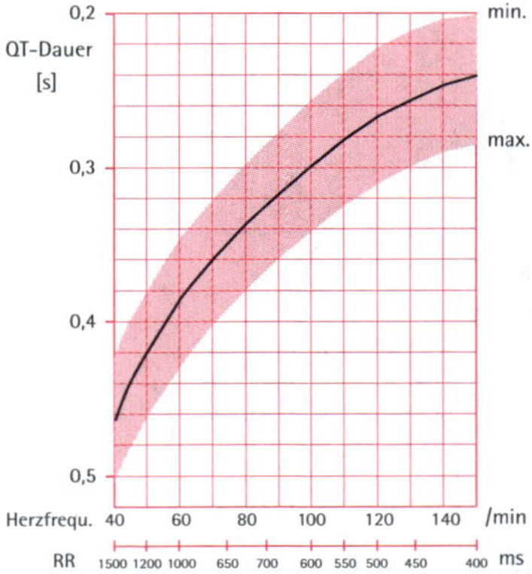


**Bazett-Formel:**

$$QT_C = \frac{QT[s]}{\sqrt{RR[s]}}$$

[n=0,40–0,44]

## A.6 Normalwerte des EKG, Sokolow-Index

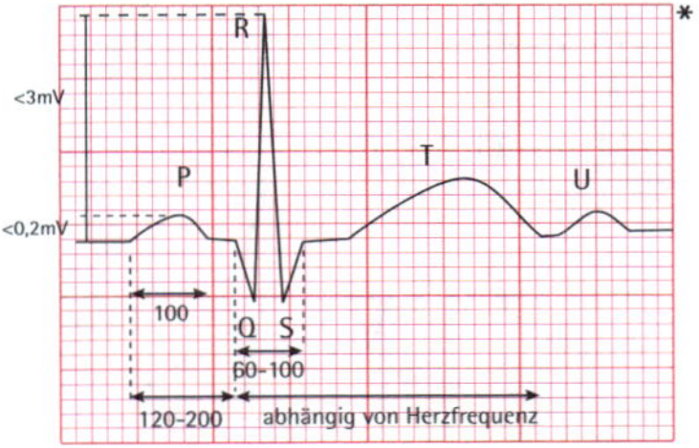


**Sokolow-Index**

$S_{V2} + R_{V5} > 3{,}5$ mV
linksventr. Hypertrophie

$R_{V2} + S_{V5} > 1{,}05$ mV
rechtsventr. Hypertrophie

## A.7 Cabrerakreis, Lagetypen

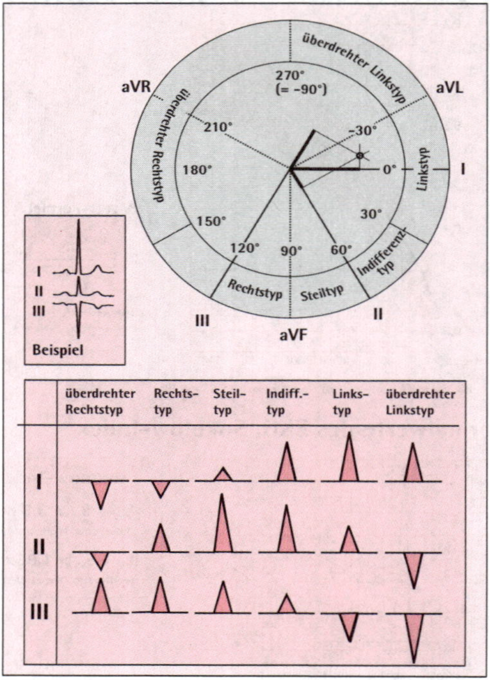

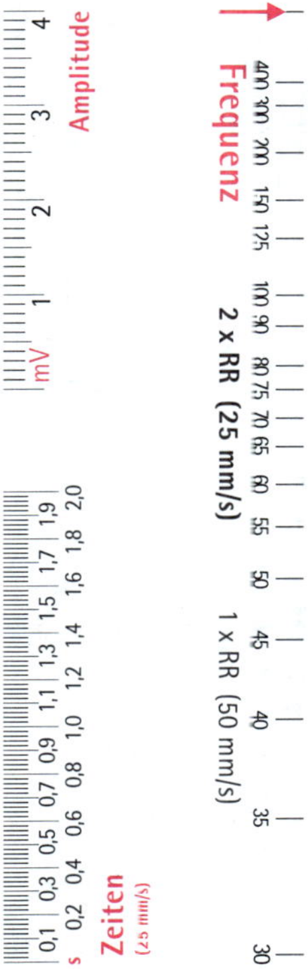


**EKG-Lineal** zum
Rausschneiden

besser: EKG pocketcard
→ **www.media4u.com**

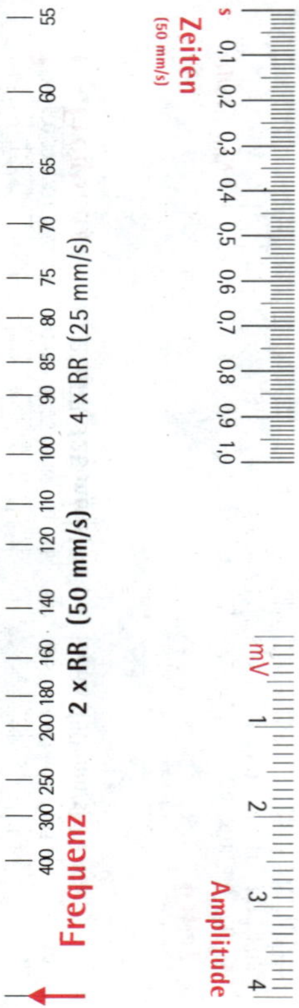


**EKG-Lineal** zum
Rausschneiden

besser: EKG pocketcard
→ **www.media4u.com**